Die Kunst

alle

animalischen und vegetabilischen Substanzen,

nämlich alle Gattungen

Fleisch, Geflügel, Wildpret, Fische, Zugemüse, Küchen=
und Arzeneygewächse, Früchte, Sulzen, Säfte; ferner Bier,
schon zum Genuß völlig bereiteten Kaffeh, Thee u. s. w. in
voller Frische, Schmackhaftigkeit und eigenthümlichen Würze

mehrere Jahre zu erhalten.

Eine der nützlichsten Erfindungen

von

H. Appert in Paris,

die nicht allein für die kleinste Haushaltung ohne allen Kosten=Aufwand
anwendbar und deßwegen ein unentbehrlicher noch nie gegebener
Anhang zu allen Koch = und Wirthschaftsbüchern
ist, sondern auch die größten nur denkbaren Vortheile für
Hospitäler, Armeen, Flotten ꝛc. ꝛc. gewährt, und wegen ihrer
Gemeinnützigkeit von der französischen Regierung mit
12000 Franken belohnt wurde.

〰〰〰〰〰〰〰

Aus dem Französischen

nach der dritten, durch eine neue vorzüglichere Anwendung des Wärmestoffs
und mehrere neue Versuche, sehr vermehrten Auflage bearbeitet.

Mit einer Kupfertafel.

Wien, 1822.

Bei Mörschner und Jasper,

am Kohlmarkt Nr. 257.

AF191728

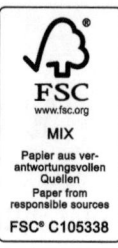

Quellen:
Reprint des Originals der deutschen Übersetzung von 1822, gedruckt bei J. E. Akkermann, Wien, erschienen bei Mörschner und Jasper, Wien, Kohlmarkt 257.

Zeichnung „Nicolas Appert" S. 155, Public domain.

Herstellung und Verlag:
BoD - Books on Demand, Norderstedt

ISBN-Nr. 9783756856978

Vorrede.

Die Kunst, alle animalischen und vegetabilischen Substanzen mehrere Jahre lang in ihrer ganzen Frische, und mit allen ihren natürlichen Eigenschaften zu erhalten, gehört gegenwärtig nicht mehr unter jene zweifelhaften Erfindungen, welche bloß der Eigennuz und die Habsucht anrühmt.

Meine Methode, die keinen jener Mängel an sich hat, welche man allen übrigen bisher üblichen Methoden mit Grunde vorwerfen konnte, ist durch eine lange Erfahrung bewährt; sie stüzt sich auf das Zeugniß der geschicktesten Männer in diesem Fache, und auf den Beyfall meiner sehr häufigen Abnehmer.

Das Princip, nach welchem ich arbeite, ist einförmig: es thut die nähmliche Wirkung bey allen Nahrungs-Substanzen ohne Ausnahme.

Ein aufgeklärter und menschenfreundlicher Minister ließ meine Verfahrungsart durch eine eigene Commission prüfen, und beehrte mich dann mit Aufmunterungen, die meinen Eifer verdoppeln werden; allein die schmeichelhafteste Belohnung war mir seine Aufforderung, die Methode meines Verfahrens durch den Druck bekannt zu machen, weil meine Entdeckung bey Seereisen, in Krankenspitälern und in jeder Hauswirthschaft vom größten Nutzen seyn könne.

Appert.

Vorbericht des Uebersetzers.

Seit einigen Jahren hat Herr Appert eine Maschine errichtet, der er sich zur Anwendung des Wärmestoffs auf alle Substanzen — sowohl vermittelst eines Kochbades (bain-marie), das durch den Dampf siedenden Wassers geheitzt und in Wallung gesetzt wird, als auch vermittelst des Dunstes ganz allein, nähmlich ohne Kochbad — bedient. Diese Art der Verwendung des Wärmestoffs durch bloßen Wasserdampf, hat nicht nur rücksichtlich der Ersparung an Arbeit und Brenn-Materiale, sondern zugleich der Schnelligkeit aller Operationen, bewundernswerthe Erfolge gezeigt, und ist hauptsächlich der neue Gegenstand der Beschreibung in dieser dritten Auflage.

Sobald Hrn. Apperts Werk über die Aufbewahrung und Erhaltung aller Nahrungssubstanzen

auf Verlangen des Ministers vom Innern in Frankreich gedruckt war, fehlte es nicht an kritisch be=
leuchtenden Untersuchungen einer neuen so wichtigen
und einflußreichen Erfindung, deren großer Nutzen
allgemein anerkannt, von der Regierung mit zwölf
tausend Franken belohnt und von mehreren gelehrten
Gesellschaften und öffentlichen Autoritäten, deren
Beurtheilungen hier beygefügt sind, — gewürdi-
get wurde.

Zwar war eine Erfindung die Nahrungsmittel
aufbewahren zu können, von jeher der Gegenstand
des Strebens einer Menge von Schriftstellern älterer
und neuerer Zeit; bewährten sich aber auch die von
ihnen mitgetheilten Verfahrungsarten für einige
Substanzen anwendbar, so gab es doch keine einzige,
die wie die Methode des Herrn Appert auf alle
Nahrungsmittel ohne Unterschied, zweck=
mäßig, keine, die so einfach und leicht ausführbar
gewesen wäre.

Die Erfindung des Pastor Eisen zu Torna in
Liefland, Zugemüse aufzubewahren, besteht bloß

darin: dieselben zu Ende des Sommers und Anfang des Herbstes in Backöfen zu trocknen; nun läßt es sich aber wohl nicht läugnen, daß Substanzen, die doch unstreitig durch das Austrocknen einer Veränderung ihres wesentlichen Zustandes unterliegen, unmöglich den Grad der Vollkommenheit jener behalten können, die mit aller Frische und Schmackhaftigkeit, mit ihrer eigenthümlichen Würze und allen ihren natürlichen Vorzügen aufbewahrt werden? denn das Dörren verflüchtigt das Aroma der Vegetabilien, ändert den Geschmack der Säfte und gibt der faserigen wie der markigen Materie eine zähe, hornartige Härte.

Das Einsalzen, wie auch die Verbindung fremder Substanzen mit den aufzubewahrenden haben eben so wie das Einmachen der Früchte in Zucker, bisweilen Verfahrungsarten, die zum Theil mit großen Kosten verknüpft sind, über dieß ändern sie aber alle, mehr oder weniger die natürlichen Eigenschaften der aufbewahrten Substanzen. — Das Salz theilt ihnen eine unangenehme Schärfe

mit und greift die thierische Faser an; braucht man
Wasser, um dergleichen Zubereitungen zu entsalzen,
so zieht es, zum Nachtheile der die Verdauung be-
fördernden und nährenden Theile dieser Substanzen,
den Grundstoff, durch den sie sich erhalten, heraus. —
Der Zucker versteckt oder zerstört die angenehme
Säure der Früchte, und wie viel bedarf man desselben nicht um eine Substanz aufzubewahren? Von
den Wirkungen des Essigs und Branntweins wollen
wir gar nicht reden, da sie bekannt genug sind.

Endlich beschränkt Herr Appert sein Verfahren
nicht auf diese oder jene Früchte, nicht auf
gewisse Zugemüse, nicht auf bloße Vegetabilien;
er zeigt ausdrücklich, daß man mit Hülfe seiner Methode, alles, was der Garten hervor bringt, auch
medizinische Pflanzen und ihre Säfte, es sey im
Frühjahr, Sommer oder Herbst mit voller Sicher-
heit in Vorrathskammern schaffen und nach mehreren
Jahren das Aufbewahrte noch eben so gut, wohl-
schmeckend und heilsam finden könne, als da es ge-
brochen wurde, und damit schließt er zugleich alle

animalischen Substanzen mit ein, jede Gattung
Fleisch, wie es aus der Schlachtbank kommt, Sup=
pen, Kraftbrühen, Geflügel, Wild, Fische, Milch,
Molken, Butter, Eyer, genug Alles. — Vorthei=
le, an denen doch alle Haushaltungen ohne Ausnah=
me Antheil nehmen können, — Vortheile, die sogar
bey einer klugen Vorsicht uns vor den Entbehrungen
einer Hungersnoth sicher zu stellen vermögen; — und
diese sind nicht die einzigen; Seeleute, deren Gesundheit so oft durch die üble Beschaffenheit der ihnen
bestimmten Nahrungsmittel leidet, können jetzt Alles,
was ihrer Existenz und Gesundheit zuträglich ist, im
Schiffsraum mit sich führen, und so auf der Flotte,
unter den entferntesten Himmelsstrichen und auf den
langwierigsten Reisen jene Nahrungsmittel erhalten,
an die sie gewohnt sind. Die furchtbare Krankheit
des Scorbuts *) wird sie nicht mehr plagen.

Im umfassendsten Lichte schildern die aus Herrn
Apperts glücklicher Erfindung entspringenden Vor=

---

*) Siehe S. 4 = 5. Anmerk.

theile der Courier d'Europe vom 10. Februar 1809 und die Gazette de Santé vom 22. July 1810.

»Herr Appert« — sagt Erster — »hat das Geheimniß entdeckt, die Jahreszeiten festzuhalten, bey ihm leben Frühling, Sommer und Herbst in Flaschen, wie unter dem gläsernen Dom, der des Gärtners zarte Pflanzen vor den Nachtheilen der rauhen Witterung schützt. Außer dem Nutzen für den Handel, die Arzeneykunst, die Schifffahrt, die militärische Gesundheitspflege und für Colonien = Etablissements, läßt sich gar nichts Schöneres denken, als jetzt, wo die Theurung des Zuckers so vielen Leuten nicht erlaubt, sich mit Syruppen, Früchten und Confitüren zu versorgen, ein Mittel gefunden zu haben, im Winter dem murrischen Kranken Früchte in aller Frische, in ihrer vollen Farbe und ihrem eigenthümlichen Aroma zu biethen, mit der Hälfte Zucker weniger, augenblicklich Syruppe und Eingemachtes von Kirschen, Johannisbeeren, Himbeeren, Mirabellen, Aprikosen, Pfirsichen und Pflaumen, so schmackhaft, als wären sie erst gepflückt, bereiten, — alle anderen Vegetabilien so frisch und als Arzeney so wirksam, wie in der Jahreszeit, da sie wuchsen, haben zu können!

»Welch ein Vortheil« — fährt die Gazette de Santé fort — »den durch langes Herumkreuzen ermatteten Seemann, dem durch schwere Märsche erschöpften Soldaten ein gesundes Stück Fleisch, eine erquickende Kraftbrühe reichen zu können, da die Erfahrung lehrt, daß das eingeschiffte Vieh am Bord zu Grunde gehe und die Operationen einer großen Armee dergleichen unbequeme Transporte nicht wohl gestatten.

Dieses Werk wird um so empfehlenswerther, da Herr Appert in seiner Methode nicht das Geringste verschweigt, er macht sie im Gegentheil aus Besorgniß, die Unerfahrenheit könne gegen seine Angaben fehlen, durch die genaueste Beschreibung auch der kleinsten Umstände und stätes Vorbeugen irgend eines Versehens, für Jedermann äußerst faßlich. — Der Erhaltungsgrundstoff ist nichts als: Hitze, Feuer.

Vierzigjährige Arbeiten nach dieser Methode und

eine vierzig Jahre lange Erfahrung gestatten ihm den guten Erfolg eines jeden Versuches, den man machen will, zu verbürgen, vorausgesetzt, daß man sich auf das genaueste nach seiner vorgeschriebenen Verfahrungsart richtet. — Mag demnach immerhin diese wichtige Erfindung noch nicht jenen Grad der Vollkommenheit, der sie mit der Zeit wohl fähig ist, erreicht haben, so läßt sie sich doch durchaus nicht manchen schimmernden Theorien anreihen, die so viele Erwartungen unerfüllt lassen.

Inhalt.

Die Kunst

alle

animalischen und vegetabilischen Substanzen

mehrere Jahre aufzubewahren.

———

A

Alle bisher angewandten Mittel zur Aufbewahrung der Nahrungs= und Heilungs=Substanzen, beschränken sich hauptsächlich auf zwey Methoden: die eine, wobey man bloß die Trocknung braucht; die andere, wobey man eine mehr oder minder große Quantität einer fremden Substanz verwendet, die der Gährung und der Fäulniß widersteht. Durch die erstere dieser Methoden erhält man die getrockneten Gemüse und Obstfrüchte, die geräucherten Fleisch= und Fischgattungen; durch die zweyte, die mit Zucker eingemachten Früchte und andere Bestandtheile von Vegetabilien, die Säfte und Decocte der zu Syrup verwandelten Pflanzen, die mit Essig eingemachten Gemüse und Früchte, die eingesalzenen Kräuter, Gemüse und Fleischgattungen; allein alle diese Mittel haben ihre mehr oder minder verderblichen Folgen. Die Trocknung nimmt das Würzhafte hinweg, ändert den Geschmack der Säfte, und verhärtet die den Nahrungssaft enthaltende innere Substanz der Pflanze. Der Zucker, so schmackhaft er auch an sich selbst ist, entstellt und zerstört eben durch seine Schmackhaftigkeit zum Theil den Geschmack der übrigen Substanzen, und sogar gerade denjenigen, dessen Genuß man erhalten will, wie zum Beyspiel die angenehme Säure vieler Früchte.

Ein zweyter Nachtheil ist, daß man viel Zucker braucht, um auch nur eine kleine Quantität von einer andern vegetabilischen Substanz zu erhalten, und in diesem Betracht ist die Verwendung desselben nicht bloß sehr kostspielig, sondern in manchen Fällen sogar auch schädlich. So können mehrere Pflanzensäfte nicht in Syrup verwandelt werden, als mittelst einer beynahe doppelten Quantität von Zucker; hieraus ergibt sich von selbst, daß diese Syrup-Arten viel mehr Zucker als Medicinal-Substanz enthalten, und daß der Zucker sehr oft sowohl dem Kranken als der Wirkung der Arzeney nachtheilig ist.

Das Salz bringt eine unangenehme Schärfe in die Substanzen, verhärtet in denselben die animalische Fiber, und macht sie unverdaulich *), denn es zieht

*) »Das geräucherte Fleisch, mit dem sich die Schiffsmannschaft nährt, scheint eine der vorzüglichsten Ursachen des Scorbuts zu seyn, und die nähmliche Ursache, welche bewirkt, daß die Salze die Gährung des Fleisches verhindern, macht es auch unverdaulich. Eine kleine Quantität Salz kann zwar die Fäulniß hemmen, aber der gar zu häufige und unaufhörliche Gebrauch

die den Nahrungssaft enthaltende innere Substanz der Pflanze zusammen.

Da es anderer Seits nothwendig ist, beym Ab=
wässern den größten Theil des gebrauchten Salzes
mit Wasser wegzuwaschen, so gehen dabey fast alle
in kaltem Wasser auflösbare Bestandtheile verloren,
und es bleibt nichts übrig als die faserige Materie,
die, wie gesagt, noch obendrein verdorben ist.

Der Essig kann bloß bey einigen Gegenständen
als eine Art von Würze dienen.

Ich will hier nicht umständlich über alles dasje=
nige sprechen, was über die Kunst, die Nahrungs=
Substanzen zu erhalten, gesagt und geschrieben wor=
den ist, denn diese Werke sind ohnehin bekannt. Ich
mache bloß die Bemerkung, daß meines Wissens,
kein älterer oder neuerer Schriftsteller das Princip,

---

desselben muß Unordnungen in den kleinsten Gefäßen
des Körpers anrichten, und diese Unordnungen müssen
unfehlbar den Magen von Leuten schwächen, welche
trockne Hülsenfrüchte und Zwieback verdauen sollen,
den die bejahrten Matrosen nicht mehr genugsam käuen
können. Die schlechte Verdauung und die Verstopfung
der kleinen Gefäße, können die Geschwüre im Munde
und die Flecken verursachen, welche die Anzeigen des
Scorbuts sind 2c.«

Duhamel,
über die Gesundheit der Seeleute.

welches die Grundlage meiner Methode ausmacht, je in Vorschlag gebracht hat.

Jedermann weiß, wie sehr seit einiger Zeit, sowohl in Paris als in dem ganzen Umfange des Reichs, die allgemeine Aufmerksamkeit sich damit beschäftiget, Mittel ausfindig zu machen, um die Consumtion des Zuckers zu vermindern, und statt desselben die Extracte von einheimischen Substanzen zu benützen. Die Regierung, deren menschenfreundliche Absichten sich über alle nützliche Gegenstände erstrecken, fordert alle jene auf, die sich mit Künsten und Wissenschaften abgeben, Mittel ausfindig zu machen, um den größtmöglichen Vortheil aus den Producten unseres eigenen Bodens zu ziehen, und den Ackerbau so wie unsere Manufacturen auf die höchste Stufe der Vollkommenheit zu heben, um den Verbrauch der ausländischen Waaren zu vermindern. Zu dem nähmlichen Zweck sucht die Gesellschaft zur Aufmunterung der National-Industrie durch schmeichelhafte Belohnungen alle diejenigen anzueifern, deren Talente und Bemühungen auf neue Entdeckungen gerichtet sind, von denen die Nation und die Menschheit wesentliche Vortheile ziehen kann. Von einem so löblichen Eifer belebt, hat die Ackerbaugesellschaft durch ihren Beschluß vom 21. Junius 1809 und durch ihr Circularschreiben vom darauf folgenden 15. Julius, eine allgemeine Aufforderung bekannt gemacht, um Belehrungen und Aufschlüsse zu sammeln, die zur Grundlage für ein Werk »über die Kunst, durch die bestmöglichen Mittel alle Nahrungs-Substanzen zu erhalten« dienen könnten.

Diesen verehrlichen Aufforderungen zu Folge habe ich mich entschlossen, eine zu diesem Zweck dienende, leicht in Ausübung zu bringende und wohlfeile Methode bekannt zu machen, eine Methode, die vermöge der Ausdehnung, deren sie fähig ist, dem Publikum vielfältige Vortheile gewähren kann.

Diese Methode ist keine leere Theorie; sie ist die Frucht meiner Speculationen, meiner Nachforschungen und zahlreicher Experimente, deren Resultate bereits seit zehn Jahren so überraschend ausgefallen sind, daß trotz der augenscheinlichen Gewißheit, die durch den wiederhohlten Gebrauch von Eßwaaren, die durch zwey, drey und sechs Jahre gut erhalten worden sind, entstanden ist, viele Leute doch bis jetzt noch nicht daran glauben.

Ich bin bey der Kunst, die Nahrungs-Producte nach der bis dahin bekannten Art zu bereiten und zu erhalten, erzogen worden; mein Beruf hat mich in die Küchen, in die Brauereyen, in die Keller von

Champagne, in die Werkstätte der Zuckerbäcker und Destillateurs, in die Magazine der Gewürzhändler geführt; seit fünf und vierzig Jahren hatte ich mehrere dieser Anstalten unter meiner Aufsicht und Leitung: ich konnte also meine Operationen bey denselben nach meinem Gefallen einrichten und genau aufzeichnen, und genoß dabey einer Menge von günstigen Umständen, die den meisten derjenigen mangeln, welche sich mit der Kunst die Nahrungsmittel zu erhalten, abgegeben haben.

Durch meine Erfahrungen, besonders aber durch eine lang anhaltende Beharrlichkeit habe ich mich überzeugt: Erstens, daß die Feuermaterie ganz allein die Eigenschaft hat, nicht allein die Combination der constituirenden Theile der vegetabilischen und animalischen Producte zu verändern, sondern auch noch jene die Wirkung der natürlichen Tendenz dieser Producte zu ihrer Auflösung wo nicht zu vernichten, doch wenigstens für mehrere Jahre aufzuhalten; zweytens, daß die auf eine passende Art gemachte Anwendung der Feuermaterie auf jene Producte, nachdem man sie auf die möglichst genaueste Art von der Berührung der äußeren Luft verwahrt hat, die vollkommene Erhaltung dieser Producte mit allen ihren natürlichen Eigenschaften bewirkt.

Ehe ich die umständliche Ausübung meiner Ver=
fahrungsart aus einander setze, muß ich vorläufig sa=
gen, daß sie hauptsächlich in folgenden Verrichtungen
besteht:

1. Daß man die Substanzen, welche man aufbehal=
   ten will, in Bouteillen oder größere gläserne
   Geschirre einschließe.

2. Daß man diese verschiedenen Geschirre mit der
   allergrößten Genauigkeit zustöpsle, denn der
   gute Erfolg hängt größten Theils von der Ver=
   richtung des Zustöpselns ab.

3. Daß man die auf solche Art eingeschlossenen Sub=
   stanzen der Wirkung des siedenden Wassers
   eines Kochbades *) unterwerfe, und zwar auf
   längere oder kürzere Zeit, nach ihrer verschie=
   denen Beschaffenheit, und auf die Art, wie ich
   es in der Folge für jede Gattung der Eßwaaren
   anzeigen werde.

4. Daß man die Bouteillen zur vorgeschriebenen Zeit
   von dem Kochbade wegnehme.

---

*) Bain-marie, wobey die in einem Gefäße eingeschlossene
   Eßwaare in siedendes Wasser gestellt wird.

Beschreibung der Werkstätte,

die ich zur Betreibung meiner Verfahrungsart im Großen angelegt habe. *)

Mein Laboratorium besteht aus drey Zimmern oder Werkstätten. Das erste ist mit Küchengeschirre, mit Kochöfen und überhaupt mit allen Werkzeugen ver= sehen, die zur Bereitung der zum Aufbehalten be= stimmten animalischen Substanzen nöthig sind, wie auch mit einem eingemauerten Kochtopf zu den Kraft= brühen, welcher zweyhundert und vierzig Pinten hält. Dieser äußere Kochtopf enthält einen zweyten Topf mit kleinen Löchern, wie ein Schaumlöffel, und mit verschiedenen Abtheilungen versehen, worein man das Fleisch und Geflügel legt, und welchen man mit allen Fleischgattungen, nach Belieben in den äußeren Topf hineinstellt, und wieder heraus nimmt. Der

*) Es versteht sich von selbst, daß es zum Gebrauch der Privat = Haushaltungen und zu kleinen Operationen nicht nöthig ist, eigene Werkstätte anzulegen. Zu sol= chem Gebrauch genügt es an gewöhnlichem Küchenge= schirre, welches sich allenthalben findet, wo eine sorg= fältige Hausfrau sich einen Wintervorrath bereitet, um damit nach meiner Methode zu operiren.

äußere Topf hat einen starken Hahn, an welchem im
Innern des Topfs eine kleine Kugel, wie an einer
Gießkanne angebracht ist, und diese ist mit einem
Haarsieb überzogen; durch dieses Mittel erhalte ich
die Fleisch= oder Kraftbrühe sogleich klar und tauglich,
um in die Bouteillen gefüllt zu werden.

In eben diesem Zimmer befindet sich auch noch
ein mittlerer Kochtopf von verzinntem Kupfer, achtzig
Pinten und zwanzig Zoll im Durchmesser haltend,
unten mit einem Hahn versehen und mit einem De=
ckel geschlossen, der in der Mitte eine Oeffnung von
sechzehn Zoll im Durchmesser hat.

Dieser Topf ist zur Bereitung der Fleischgallerte,
der Molken und zum Dunstbade vermittelst einer ku=
pfernen verzinnten Pfanne bestimmt, die genau in
die Oeffnung des Deckels paßt, und die Milch,
Creme und überhaupt alle die Substanzen, die ver=
einigt werden sollen, aufnimmt. Ferner dient er mir
noch zum Weißsieden *) der Zugemüse und für kleine
Kochbäder. — Vermittelst eines hölzernen Deckels
mit drey Oeffnungen, in welche Castrole von ver=
schiedener Größe passen, lasse ich überdieß, während
der Operation des Kochbades, ein Mittagsmahl durch
den Dunst bereiten.

---

*) Blanchiren.

Das zweyte dient, um die Bouteillen und andere Geschirre zu stöpseln, mit Draht zu umwickeln, und in die Säcke zu stecken.

Die nöthigen Geräthschaften in diesem Zimmer welche zu den Vorbereitungsanstalten dienen, sind:

1. Mehrere Reihen von Bretern rings an den Wänden, um die Bouteillen darauf zu stellen.

2. Ein Haspel zum Eisendraht, womit die Bouteillen und andere Geschirre verbunden werden. (f. Kupfertafel Fig. 1.)

3. Eine kleine Drehmaschine, um damit den Draht zu winden, wenn er gehaspelt und nach der gehörigen Länge abgeschnitten ist. (Fig. 2.)

4. Zwey Schraubstöcke zum Zwängen und Käuen der Stöpsel. (Fig. 3).

5. Ein Stuhl mit fünf Füßen, zum verdrähten. (Fig. 4.)

6. Ein Bouteillen-Hälter oder ein auf drey Füßen stehender Block, sammt einem starken Bläuel, um die Stöpsel in die Bouteillen zu treiben. (Fig. 5.)

7. Eine Schere und eine Zange zum Drahtbinden. (Fig. 6. und 7.)

8. Eine hinlängliche Zahl von Säcken aus Trillich, um die Bouteillen und andere Geschirre darein zu stecken.

9. Zwey mit Leder überzogene und mit Heu gestopfte Stühle, um jene Gegenstände darauf zu schich=ten, die es nöthig haben.

10. Eine Presse zu den Säften der Pflanzen, Früchte, Kräuter und zum Traubenmost, nebst den dazu nöthigen Schüsseln, Geschirren und Sieben.

Im dritten Zimmer habe ich erstens: einen großen in den Ofen eingemauerten kupfernen Kessel mit einem starken hölzernen Deckel, der genau in das Innere des Kessels paßt, um Geschirr darauf zu stellen. Unten ist ein Hahn angebracht, um zu rechter Zeit das Wasser heraus lassen zu können. Hierein werden alle zum Aufbewahren bestimmte Gegenstände gebracht, um sie auf die gehörige Art der Wirkung des Wärmestoffs im Kochbade zu unterwerfen.

Zweytens: Einen andern Kessel (A. Fig. 8.) auch in einem gemauerten Kochofen stehend, auf die beschriebene Art zugerichtet, vermittelst dessen ich den Wärmestoff auf alle die Substanzen anwende, die durch den Dunst des kochenden Wassers aufbewahr=bar gemacht werden sollen. Diese Vorrichtung ist zu Unternehmungen im Großen bestimmt. *)

---

*) Bey großen Operationen ist es nothwendig, große Kes-sel mit einem Hahn zu haben, weil es zu lange dauern würde, eine solche, immer auf einem erhitzten Ofen

Nebst diesem so eingerichteten Laboratorium habe ich noch drey Werkstätte errichtet; die erste dient zur Bereitung der Gemüse; sie ist rings herum mit Tischen versehen.

Die zweyte hat die Einrichtung einer Obstkammer, um alle Früchte darin aufzunehmen und zu bereiten.

---

stehende Masse Wassers erst allmählich abkühlen zu lassen, und weil die zu lange auf die Substanzen wirkende Hitze ihnen sehr nachtheilig seyn würde. In gewöhnlichen Haushaltungen aber kann man zum Kochbad jeden Kessel oder auch ein irdenes Geschirr nehmen, wenn sich nur die Bouteillen bis an den obern Ring hinein stellen lassen. Hätte man allenfalls kein so hohes Geschirr, so kann man die Bouteillen im Kochbad umlegen, nur mit der Vorsicht, sie durch gutes Einballiren vor dem Zerbrechen zu schützen. Mir sind mehrere auf diese Art gemachte Operationen sehr gut gelungen. Der äußere Theil des Stöpsels leidet zwar mehr dabey, wenn aber die Bouteillen gut zugestöpselt sind, so ist nichts dabey zu befürchten. Bey Geschirren aber, deren Stöpsel aus mehrern Stücken bestehen, ist diese Operation nicht thunlich, weil solche Stöpsel durch die Wirkung des Feuers viel mehr leiden, und es also unklug wäre, sie derselben auszusetzen.

Die kleinen Kochbäder sind um so bequemer, weil man sie überall leicht anbringen kann; sie kühlen bald aus, und sobald man die Hand darin halten kann, nimmt man die Bouteillen heraus, und hiermit ist die Operation vollendet.

Die dritte ist wie ein Weingewölbe ringsum mit Gestellen zu Bouteillen versehen, um die nöthigen Bouteillen und andere Geschirre dahin zu stellen und zu reinigen.

Ich brauche immer die Vorsicht, jene Bouteillen und andere Geschirre, die ich nöthig zu haben voraussehe, schon im voraus waschen und reinigen zu lassen. Ich schaffe mir einen guten Vorrath von Stöpseln an, die ich käuen lasse, auch von Draht, den ich vorbereiten lasse; wenn alles dieses schon zum voraus in Bereitschaft steht, so ist die Hälfte der Operation abgethan.

Das Erhaltungs-Princip aller Nahrungs-Substanzen ist in seinen Wirkungen unveränderlich; die Resultate hängen bloß davon ab, daß man es auf die gehörige Art bey jeder derselben, nach ihrer verschiedenen Natur, anwende, und die äußere Luft davon abhalte. Diese letztere Vorsicht ist im strengsten Sinne nöthig, um eine vollkommene Erhaltung zu bewirken. Ein sicheres Mittel, die Nahrungs-Substanzen vor der Berührung der Luft zu verwahren, liegt in der vollkommenen Kenntniß der zu gebrauchenden Bouteillen und andrer Geschirre, in der Kenntniß der Stöpsel, und der Art gut zu stöpseln.

Von den
Bouteillen und übrigen Geschirren.

Ich habe das Glas gewählt, weil dieses der Luft
am undurchdringlichsten ist, und den Vortheil gewährt, daß es nie von den darin aufbewahrt gewe-
senen Substanzen einen üblen Geschmack annimmt.
Viele Menschen sind zwar der Meinung, daß steiner-
ne oder metallene Geschirre, als von weißem Blech
oder Zinn viereckig geformt, weniger zerbrechlich und
bequem zum packen sind. Ich bemerke hierauf nur,
daß diese schwerern Stoffe als Glas, allen un-
vermeidlichen Unbequemlichkeiten unterworfen
sind, und daß Bouteillen in Birnenform leichter zu
packen, und im guten Zustande weniger Platz einnehmen, als Geschirre von jeder andern Gestalt. Mit
Geschirren von anderem Stoffe habe ich keine Versuche gewagt. Die gewöhnlichen Bouteillen haben überhaupt eine zu kleine und ungestaltete Oeffnung; auch
sind sie zu schwach, um den Schlägen des Bläuels
und der Wirkung des Feuers zu widerstehen. Ich

habe also eigene Bouteillen machen lassen, welche eine größere Oeffnung, und im Inneren der Mündung, unterhalb des Ringes eine kleine vorragende Leiste haben. Meine Absicht hierbey war, daß der auf dem oben erwähnten Bouteillen-Hälter, mit Hülfe des Bläuels bis auf drey Viertel seiner Länge, mit Gewalt hineingetriebene Stöpsel in der Mitte eingezwängt werde. Auf diese Art wird die Bouteille von innen und von außen vollkommen gut verstopft, und stellt also der Ausdehnung, welche die Application des Wärmestoffes bey den in der Bouteille eingeschlossenen Substanzen bewirkt, ein Hinderniß entgegen. Diese Art zu stöpseln ist um so nothwendiger, weil ich öfters bemerkt habe, daß die Ausdehnung so stark wurde, daß sie Stöpsel von zwey, drey und vier Linien ausschlug, obschon sie noch mit einem doppelten, über das Kreuz gehenden Draht befestiget waren. Die Bouteillen und Geschirre müssen von starkem Stoffe seyn, und die erstern auf den Inhalt von einem Litre, 25 bis 26 Unzen schwer; auch soll das Glas an denselben gleich vertheilt seyn, sonst springen sie im Kochbad an der Stelle, wo die Materie am meisten angehäuft ist. Die Form der Champagner-Bouteillen ist die tauglichste, die schönste und dauerhafteste.

Von den Stöpseln.

Es ist eine gewöhnlich sehr übel angebrachte Er=
sparung, wenn man bey hundert Stöpseln, einen oder
auch zwey Franken berücksichtigen will, denn durch diese
Knickerey, um ein paar Heller bey einem Stöpsel zu
ersparen, opfert man nicht selten eine Bouteille, von
einem, anderthalb oder gar drey Franken und noch
mehr am Werth, auf. Man stöpselt die Bouteillen,
um den darin eingeschlossenen Gegenstand vor der
Berührung der äußern Luft zu bewahren, folglich
muß man die größte Aufmerksamkeit auf die gute Be=
schaffenheit der Stöpsel richten, welche 18 bis 20 Li=
nien lang, und vom feinsten Korkholz seyn sollen;
solche anzuschaffen ist die beste Wirthschaft, und die
Erfahrung hat mir dieses so überzeugend bewiesen,
daß ich zu allen meinen Operationen stets die feinsten
Stöpsel nehme. Ueber dieß brauche ich noch die Vor=
sicht, jeden Stöpsel auf drey Viertheile seiner Länge,
vom untern Ende angefangen, mittelst des Schraub=
stocks (Fig. 3.) zu käuen. Durch dieses Zusammen=

drücken des Stöpfels wird das Korkholz biegsamer, die Pori desselben rücken näher zusammen, der Stöpfel verlängert sich etwas, und wird am untern Ende, das in die Bouteille kömmt, dünner, so daß selbst ein dicker Stöpfel in einen mittelmäßigen Bouteillenhals geht. Die Wirkung des Wärmestoffes in einem auf diese Art zugestöpselten Geschirre ist so stark, daß der Stöpfel im Innern desselben anschwillt, woraus dann eine vollkommene Verstopfung entsteht.

Von der Art zu stöpfeln.

Aus dem bisher Gesagten ersieht man die unausweichliche Nothwendigkeit, gute Bouteillen anzuschaffen, deren Stoff allenthalben gleich vertheilt ist, und die im Innern der Mündung eine kleine vorstehende Leiste haben. Auch muß man mit den feinsten und besten Stöpfeln versehen seyn, die auf drey Viertheile ihrer Länge im Schraubstock gepreßt worden sind. Bevor ich zustöpsle, sorge ich dafür, daß die Bouteillen, welche flüssige Sachen enthalten, nicht weiter angefüllt werden, als bis auf drey Zoll vom obern Ring, um das Zerspringen zu vermeiden, welches durch die Wirkung des Wärmestoffes im Kochbad unvermeidlich erfolgen würde, wenn die Bouteillen zu

voll wären. Bey Gemüsen, Früchten, Pflanzen ꝛc.
ist es genug, wenn man zwey Zoll leeren Raum läßt.
Wenn die Bouteille gefüllt ist, stelle ich sie auf den
schon erwähnten Bouteillen = Hälter, vor welchem ich
fitze. Neben mir habe ich einen starken hölzernen
Bläuel, einen kleinen Topf mit Wasser, und ein
scharf schneidendes Messer mit Unschlitt oder Seife
geschmiert, um damit die Köpfe der Stöpsel abzu-
schneiden, weil diese selten zu weit über die Bouteille heraus stehen dürfen. Sobald alles dieses in
Ordnung ist, nehme ich den Bouteillen-Hälter zwischen meine Beine, probiere einen auf die Bouteille
passenden Stöpsel, tauche ihn bis zur Hälfte in den
Wassertopf, damit er leichter eingehe, halte ihn mit
der linken Hand auf die Mündung der Bouteille,
welche senkrecht stehen muß, und nehme mit der rechten den Bläuel, um den Stöpsel mit Gewalt hinein-
zutreiben. Wenn ich beym ersten oder zweyten Streich
fühle, daß der Stöpsel schon etwas eingedrungen ist,
ergreife ich mit der linken Hand den Hals der Bouteille, um sie in der senkrechten Stellung zu erhalten,
und mit der rechten schlage ich so lange auf den Stöpsel los, bis er auf drey Viertheile seiner Länge in
der Mündung steckt. Wenn der vierte Theil des Stöpsels, der immer über die Bouteille herausstehen muß,

den wiederhohlten Schlägen des Bläuels widersteht, so bin ich versichert, daß das Geschirr vollkommen gut zugestöpfelt ist. Ein Theil des Stöpfels muß deßwegen über die Bouteille herausstehen, um den Stöpfel durch einen kreuzweise darüber gezogenen Draht gegen den Druck zu stützen, den er im Kochbad auszuhalten hat. Ueberhaupt kann man beym Zustöpfeln nicht zu sorgfältig seyn; man muß dabey auch nicht die geringste Aufmerksamkeit vernachlässigen, damit die zu erhaltende Substanz aufs strengste gegen die Berührung der äußern Luft verwahrt werde, weil diese das am meisten zu befürchtende Zerstörungsprincip ist *).

Wenn die Bouteillen auf die eben erwähnte Art zugestöpfelt sind, befestige ich die Stöpfel, wie ge-

---

*) Viele Leute glauben, recht gut zugestöpfelt zu haben, wenn sie den Stöpfel gänzlich in die Mündung der Bouteille hinein getrieben haben; dieß ist aber ein Irrthum, und die wahre Regel ist: wenn der Stöpfel den wiederhohlten Schlägen eines starken Bläuels nicht widersteht, sondern ganz in die Bouteille hinein schlüpft, ist es allezeit besser, ihn wieder heraus zu nehmen, und einen stärkern an seine Stelle zu setzen. Auch ist es ein Irrthum, wenn man glaubt, eine Bouteille sey dann schon gut zugestöpfelt wenn beym Umstürzen derselben nichts herausfickert; das ist oft nur ein Zeichen, daß die Luft noch nicht Zeit hatte, durch den vielleicht fehlerhaften Stöpfel zu dringen.

fagt, noch mit einem kreuzweife darüber gezogenen
Draht, was ganz leicht ift, wenn man es nur ein
Mahl gefehen hat. Nachher ftecke ich jede Bouteille
in einen Sack von Trillich oder grober Leinwand, der
eigens hierzu gemacht, und groß genug ift, um fie
bis zum Stöpfel darein zu wickeln. Diefe Säcke find
wie ein Aermel gemacht, und an beyden Enden offen;
unten werden fie mit einer Schnur zufammen gezo=
gen, daß nur eine Oeffnung bleibt, wie die Größe
eines Thalers; die obere Oeffnung hat zwey Bänd=
chen, um damit den Sack an dem Halfe der Bou=
teille feft zu machen. Diefe Säcke bewirken, daß man
nicht nöthig hat die Bouteillen im Kochbad mit Heu
oder Stroh einzuballiren, und wenn während der
Operation eine zerfpringt (welches doch manchmahl
gefchieht), fo bleiben die Scherben im Sack, welches
eine Menge Ungelegenheiten erfpart, die man beym
Herausfuchen der Scherben aus dem Stroh oder
Heu hat, deffen ich mich ehedem bediente.

Nachdem ich von den Bouteillen und ihrer Be=
fchaffenheit, auch von den Stöpfeln und der Art fie
zu gebrauchen gefprochen habe, fo will ich jetzt einen
Begriff von den Gefchirren mit großen Mündungen
geben, nähmlich von den gläfernen Flafchen, die ich
zur Erhaltung größerer Gegenftände brauche, als da

sind: Fleisch, Geflügel, Wildpret, Fische, Eyer ꝛc.
und welche Flaschen Mündungen von 2, 3 und 4 Zoll
im Durchmesser, auch wohl von noch mehrern haben,
und die mehr oder minder viel in sich fassen. Diese
Flaschen haben, wie die Bouteillen, oben einen Ring
oder Reif, nicht bloß um dadurch ihre Mündung
stärker zu machen, sondern auch um den über die
Stöpsel gezogenen Draht festzuhalten. Bis jetzt aber
habe ich von den Glasfabrikanten für diese Flaschen
jene kleine vorstehende Leiste in der Mündung noch
nicht erhalten können, wie ich sie bey den Bouteillen
habe. Dieser Umstand macht das Zustöpseln solcher
Flaschen beschwerlicher, und fordert eine besondere
Sorgfalt. Das Korkholz in dünnen Plättchen machte
mir eine neue Schwierigkeit. Ich habe mir Stöpsel
aus drey, vier und fünf Stückchen Korkholz, von 20
bis 24 Linien hoch verfertigen müssen, die ich mit
Hausenblase so zusammen leimte, daß die Pori des
Korkholzes eine horizontale Lage bekommen. Die Hau=
senblase bereitete ich auf folgende Art:

Ich ließ eine halbe Unze guter Hausenblase in
acht Unzen Wasser auf dem Feuer schmelzen; sobald
sie geschmolzen war, drückte ich sie durch eine feine
Leinwand, und setzte sie nochmahl auf das Feuer,
um sie bis auf ein Dritttheil ihres Inhalts einkochen

zu lassen; dann goß ich eine Unze guten Branntwein
dazu, und ließ alles so lange auf dem Feuer, bis
daß es auf ungefähr drey Unzen eingekocht war. Diesen so zubereiteten Leim stellte ich in einem kleinen
Töpfchen auf warme Asche; die bestimmten Stückchen von Korkholz ließ ich ebenfalls recht warm werden, und dann strich ich mit einem Pinsel ganz leicht
meinen Leim darüber, um sie zusammen halten zu
machen. Wann alle zu einem Stöpsel gehörige Stücke
recht fest zusammen geleimt waren, band ich dieselben oben und unten mit einem Faden stark zusammen, und ließ sie vierzehn Tage lang, entweder in
der Sonne oder bey einem gelinden Feuer trocknen.
Nach dieser Zeit gab ich diesen Stücken, mit einem
Korkmesser, die für meine Stöpsel nöthige Form,
und schnitt sie genau so, wie es die Mündung jedes
Geschirres erheischte, welches alles mir recht gut gelungen hat. Ich trieb nun diese Stöpsel mit Beyhülfe des Bläuels in die senkrecht stehenden Flaschen,
die ich noch obendrein mit einem Kitt vermachte,
welcher auf folgende Art zubereitet wird: man nimmt
ungelöschten Kalk, den man in freyer Luft löscht, indem man ihn mit etwas Wasser besprengt, bis er ganz
in Staub zerfallen ist. Diesen Kalk bewahrt man in
zugestopften Bouteillen, bis man ihn brauchen will;

in diesem Falle mischt man ihn mit einem weichen
Käse bis er teigartig wird, und so gibt er einen
Kitt, der schnell hart wird, und der Hitze des siedenden Wassers widersteht. Mit diesem Kitt überziehe
ich den ganzen Stöpsel von außen, und den Rand
der Flaschen umwickle ich mit Hanf und Lappen von
Leinwand, die fest an dem Stöpsel anliegen, und
bis zum Flaschenring herunter reichen. Endlich, damit auch der Draht den Stöpsel fester halte, lege ich
ein Stück Korkholz, von sieben bis acht Linien hoch,
und von sechzehn bis achtzehn im Durchschnitt, oben
auf die Mitte des großen Stöpsels, dessen Breite
die Wirkung des Drahts verhindern würde. Mittelst
dieses zweyten, auf dem großen liegenden Stöpsels,
kann ich den Draht fest halten machen, und somit
dem Stöpsel die nöthige Festigkeit geben.

Wenn alles gut vorbereitet, besonders gut zugestöpselt, mit Draht verbunden, und in die Säcke
gesteckt ist, bleibt nun nichts weiter zu thun übrig,
als die auf alle so zubereitete Substanzen nöthige
Anwendung des Erhaltungs=Princips, und dieses
ist bey der ganzen Sache das leichteste.

Ich stelle alle meine Bouteillen oder andere Ge=
schirre aufrecht in einen Kessel, diesen fülle ich dann
mit frischem Wasser, so daß die Geschirre bis an

ihren Ring im Waſſer ſtehen. Auf den Keſſel ſetze ich
einen Deckel, ſo daß derſelbe auf die Geſchirre auf=
ſteht; oben auf den Deckel lege ich naſſe Leinwand,
um alle Oeffnungen zu verſtopfen, und die Ausdam=
pfung des Kochbades, ſo viel als möglich iſt, zu
verhindern. Nachher mache ich Feuer unter dem Keſ=
ſel; wenn das Kochbad in Wallung gekommen iſt,
unterhalte ich dieſen nähmlichen Grad von Hitze län=
ger oder kürzer, je nachdem es den im Bade befind=
lichen Gegenſtänden zuträglich iſt. Wann die gehörige
Zeit verfloſſen iſt, nehme ich alles Feuer weg,
und eine Viertelſtunde ſpäter laß ich das Waſſer
durch den Hahn aus dem Keſſel laufen; eine halbe
Stunde nach dem Ablauf des Waſſers decke ich den
Keſſel ab, aber erſt in einer oder zwey Stunden,
nachdem der Deckel abgenommen iſt, nehme ich die
Bouteillen oder Geſchirre aus dem Keſſel, und ſomit
iſt die ganze Operation vollbracht. Tags darauf, oder
in vierzehn Tagen (das iſt gleichgültig) ſtelle ich meine
Bouteillen, in einem temperirten und dunkeln Be=
hältniß, auf Latten, wie man den Wein ſtellt. Die=
jenigen Geſchirre, welche ich weit verſende, pflege
ich zu verpichen, ehe ich ſie auf die Latten ſtelle, ſonſt
aber iſt dieſe Operation nicht unumgänglich nöthig;
ich habe Bouteillen, die bereits ſeit drey Jahren un=

ter einer Treppe stehen, und deren Substanzen noch
so schmackhaft sind, als ob sie eben erst zubereitet
worden wären; und diese Bouteillen waren doch nie=
mahls verpicht.

Aus allem diesen erhellet, daß alle Nahrungs=
Substanzen ohne Ausnahme, welche man erhalten
will, der Wirkung der Hitze im Kochbad müssen un=
terworfen werden, und zwar auf eine Art, die jeder
derselben zuträglich ist; ferner, daß sie vorher, nach der
von mir angezeigten Verfahrungsart, genau vor der
Berührung der äußeren Luft müssen verwahrt werden.

Das Erhaltungs=Princip ist, wie ich schon be=
merkt habe, in seinen Wirkungen unveränderlich.
Darum entstand jeder Unfall, der mir bey meinen
Operationen begegnet ist, aus keiner anderen Ursache,
als aus der übeln Anwendung des Erhaltungs=Prin=
cips, oder aus Vergeßlichkeit und Vernachlässigung
der gehörigen Vorbereitungen. Zwar geschieht es mir
noch manchmahl, daß eine meiner Operationen miß=
lingt, aber welcher Künstler hat sich niemahl geirrt?
Darf man hoffen, jedem Unfalle zu entgehen, da ein
solcher manchmahl durch ein Gebrechen im Geschirre
oder im Innern des Stöpsels verursacht werden kann?
Allein sobald man die gehörige Aufmerksamkeit hat,
werden solche Fälle äußerst selten seyn.

Verfahren

bey Anwendung des Wärmestoffs auf verschiedene
Substanzen, die man durch den Dunst des siedenden
Wassers aufbewahrbar machen will.

Ich stellte funfzig Bouteillen mit grünen jungen
Bohnen aufrecht in einen der Kübel N (Fig. 8.),
füllte diesen dann so weit mit frischem Wasser, daß
es den Gefäßen nur bis auf drey Zoll von ihrem Ringe
reichte (weil der Dunst bewirkt, daß bis zum Ende
der Operation das Wasser bis an den Ring steigt)
und deckte ihn mit seinem Deckel, den ich auf den
Bouteillen ruhen ließ, zu. Nachdem ich letztere mit
nasser Leinwand überall wohl verstopft hatte, öffnete
ich den Hahn an den beyden Wasserhältern L, um in
den Kübel den Wasserdampf des großen Kessels A zu
leiten, der im Sieden war; nach fünf und vierzig
Minuten fing das Wasser im Kübel an zu wallen;
in diesem Zustande erhielt ich es eine Stunde lang;
nach dieser Zeit aber schloß ich den Hahn an den beyden Wasserhältern L, um den des Kübels zur Seite
zu öffnen, in dem noch funfzig Bouteillen, wie auch
in dem dritten standen. — Daß die Bouteillen und

Gefäße auf eben die Art wie für das Kochbad geord-
net seyn müssen, bedarf keiner Erwähnung. — Ich
ließ das Wasser durch den Hahn O unten am Kübel,
eine Viertelstunde nach Sperrung des Hahns an den
beyden Wasserhältern L auslaufen, und deckte eine
halbe Stunde später den Kübel auf.

Ich beobachtete bey verschiedenen animalischen und
vegetabilischen Substanzen dasselbe Verfahren, indem ich jeden von ihnen die zum Sieden erforderliche
Zeit ließ, und es gelang mir mit allen eben so wohl
als beym Kochbade.

Man begreift doch, daß diese Art die Hitze zu verwenden, eine große Ersparung des Brenn-Materia-
les darbiethet; sie bedarf nur eines Herdes mit einigen wenigen Steinkohlen und eines schnellen Vonstat-
tengehens der Verrichtungen.

Ich will aber sogleich noch eine andere Weise mit-
theilen, durch die ich mit noch weit mehr Geschwindigkeit und Vortheil zu Werke ging.

Nach dieser zweyten viel einfacheren und kürzern
Methode, stellte ich dreyßig Bouteillen mit starken
Erbsen aufrecht in einen der Kübel N, den ich, ohne Wasser darin zu lassen, wie auf die
eben beschriebene Art zudeckte, und mit nasser Leinwand überall wohl verstopfte; ich öffnete sodann den

Hahn an den beyden Wasserhältern L, um den Dampf
des kochenden Wassers hineinzuleiten. Deckel und Kübel wurden bald sehr heiß; nach dreyßig Minuten
hörte ich eine Bouteille springen, dann noch eine und
so fort bis auf vier; ich glaubte damahls gewiß, es
werde nach Verlauf von fünf und vierzig Minuten,
als ich den Hahn L geöffnet hatte, nicht eine
ganz bleiben. Aus der Hitze des Hahns O unten am
Kübel, als ich die Hand daran hielt, mußte ich ur-
theilen, daß der Wärmegrad im Kübel der des Sie-
dens sey. Um mich davon zu überzeugen, steckte ich
durch eine Oeffnung, die ich absichtlich an der Seite
hatte anbringen lassen, in den Kübel ein Thermome-
ter, das auf vier und zwanzig Grade stieg, denselben
Grad behielt ich noch eine Stunde bey, und schloß
sodann den Hahn an den beyden Wasserhältern L.
Eine halbe Stunde später öffnete ich den Kübel, und
als der Dunst heraus war, fand ich sechs und zwanzig Bouteillen in dem Zustande wie ich wünschte,
vier waren gesprungen.

Nach diesem ersten Erfolge wiederhohlte ich den
Versuch mit verschiedenen Arten von Substanzen,
deren jeder ich den für sie nöthigen Grad der Hitze
gab, und alle gediehen vollkommen.

Da bey meinen nachherigen Versuchen ich nur sehr

wenig Verlust an Geschirr hatte, sah ich wohl ein, daß das außerordentliche Springen der Bouteillen beym ersten Mahle, nur dem Umstande zuzuschreiben war, daß ich den Hahn an den beyden Wasserhältern L ganz öffnete, statt dieß anfänglich nur zur Hälfte zu thun, wie ich später beobachtete. — Eine Berechnung des Geschirrverlustes, den ich nach dieser zweyten Weise verfahrend, litt, zeigte mir ihn um ein Viertel geringer, als den nach der ersten, und diesen gleich dem, welchen man beym Kochbad erfährt.

Ich machte einen Versuch mit leeren Bouteillen, indem ich deren siebzig in einen der Kübel N über einander legte, sie zudeckte, ohne Wasser dazu zu geben, und den Deckel auf die oben beschriebene Art wohl verstopfte; ich öffnete hierauf den Hahn der Wasserhälter L um den Dunst hineinzuleiten. Nach anderthalb Stunden machte ich den eben genannten Hahn zu, und ließ die Bouteillen die Nacht hindurch liegen. Am folgenden Morgen fand sich n i c h t   e i n e gesprungene, und ich bemerkte, als ich mich dieser ausgesottenen Bouteillen bediente, daß sie weit besser, und dem Springen weniger ausgesetzt waren, als die andern.

Um alle überflüssigen Wiederhohlungen zu vermeiden, und diese letztere Art der Hitzanwendung nicht mit jener des Kochbades zu verwechseln, die ich stets

für Haushaltungen als die bequemste erprobt habe,
will ich hier den Perfonen, die im Großen zu Werke
gehen, und den Dunft benützen wollen, die Zeit an-
geben, der ich nach Verhältniß der verschiedenen aufzubewahrenden Subftanzen, bey Anwendung des
Wärmeftoffs durch siedendes Waffer vom Augenblicke
der Eröffnung der beyden Wafferhälter L bedurfte:

Junge Erbfen . . . . . . Zwey Stunden.
Junge Bohnen mit der Schale Eine gute Stunde.
Diefelben ohne Schale . . Anderthalb Stunden.
Grüne oder weiße Fifolen . Anderthalb Stunden.
Artifchocken . . . . Eine Stunde.

Alle Früchte und deren Saft, als: rothe, weiße
und fchwarze Johannisbeeren, Himbeeren, Maulbeeren, Aprikofen, Pfirfiche, Pflaumen, Mirabellen,
Birnen u. f. w. drey viertel Stunden. Eben fo bedürfen auch die animalifchen oder vegetabilifchen Subftanzen, deren erfte Bereitung fchon mit der Wirkung
des Feuers verbunden war, als: Liebesäpfel (To-
mates), Cichorie, Sauerampfer ꝛc. zubereitetes
Fleifch, Kraftbrühen, Gallerte ꝛc. nur drey viertel
Stunden. Da man bey diefen letztern Subftanzen im
Kochbade die Hitze nur bis zum Grade des Aufwal-
fens fteigen läßt, wird es ganz leicht feyn, diefen
durch das Eintauchen eines Thermometers in den

Kübel wahrzunehmen, oder eben so gut wenn man
die Hand unten an den Hahn des Kübels hält; ist
derselbe so heiß, daß man ihn nicht halten kann, so
ist man versichert, daß die Hitze im Innern des Kübels den Siedepunct erreicht habe, mir dient der
Hahn zur Richtschnur. Mithin kann man wohl nach
dieser Methode verfahren, indeß hängt immer der
Erfolg von der Aufmerksamkeit des Gehülfen, der
ein stets gleiches Feuer unter dem großen Kessel zu
erhalten hat, und von der Leitung des Dunstes durch
den Hahn an den beyden Wasserhältern ab. Ist das
Feuer zu stark, und man fürchtet die zu große Hitze
möchte ein Springen der Bouteillen verursachen, so
vermindere man das Zuströmen des Dunstes, durch
mehr oder weniger Sperren des Hahns L und lasse
mit dem Feuer unter dem Dunstkessel etwas nach.

Die verschiedenen auf zweyerley Arten angestellten
Erfahrungen den Wärmestoff durch den Dunst kochenden Wassers anzuwenden, beweisen zur Genüge, wie
sehr die letztere rücksichtlich der Ersparung und Ein-
fachheit der Verrichtungen den Vorzug verdiene.
Erste ist ein durch siedenden Wasserdampf erhitztes
Kochbad, bey der andern ist es der Dunst allein,
der mit mehr Vortheil und Schnelligkeit wirkt. Eine
wie die andere dieser beyden Methoden die Hitze zu

C

verwenden, ist für unendlich viel Gelegenheiten äußerst vortrefflich, es wäre nur zu wünschen, daß durch eine verbreitete Anwendung derselben, alle die Vortheile für die bürgerliche Gesellschaft erwüchsen, die sie zu bewirken im Stande sind.

Seit längerer Zeit sind diese Vortheile in mehreren Anstalten und Manufacturen, die sich desselben zum heiß machen von Flüssigkeiten durch den Dampf siedenden Wassers bedienen, bekannt. Man hat für diesen Zweck kostbare Vorrichtungen von dem größten Umfange errichtet, deren Erfolg genügend entsprach. Nur der hohe Kostenaufwand ist, wie es scheint, die Hauptursache, daß eine allgemeine Anwendung dieses neuen Verfahrens vernachlässigt wurde. Da man aber gegenwärtig ein Mittel gefunden hat, dieselben Vorrichtungen im kleinsten Umfange und in dem so mäßigen Preise von zwey oder drey hundert Franken aufzustellen, darf man hoffen, daß die Benützung der Wärme des kochenden Wasserdampfs nicht nur für Künste und Manufacturen, sondern sogar für die Bereitung der Speisen allgemein werde angenommen werden. In dieser Rücksicht ist dieß Verfahren besonders für große Anstalten äußerst wichtig, in denen man zugleich bedeutende Quantitäten Brennmaterials verbraucht

Mittel,

um beym Herausnehmen aus dem Keſſel, jene Bouteillen
oder Geſchirre zu erkennen, welche wegen eines aus
der Wirkung des Feuers entſtandenen Zufalls, oder wegen fehlerhafter Vorbereitungen, verunglücken könnten.

Nach jeder beendigten Operation, wenn ich die Bouteillen wieder aus dem Keſſel heraus nehme, unterſu-
che ich jede derſelben mit der größten Aufmerkſamkeit.

Ich habe einige bemerkt, welche Fehler im Glaſe
hatten, wie z. B. Sterne oder Ritzen, welche durch
die Wirkung des Wärmeſtoffes im Kochbad entſtan-
den waren, oder auch durch das Verbinden mit dem
Draht, wenn die Mündung des Geſchirres zu ſchwach
iſt. Andere verriethen durch etwas Feuchtigkeit ringsum den Stöpſel, oder durch kleine Flecken an der
Mündung, daß der darin eingeſchloſſene Gegenſtand
im Augenblick der Ausdehnung, welche die Application der Hitze im Kochbad verurſacht, auswärts
durchgeſickert hatte. Dieß ſind die hauptſächlichſten
zwey Fälle, welche ich bemerkt habe; ſobald ich einige
Bouteillen mit dieſen Fehlern wahrnahm, war ich

C 2

auch überzeugt, daß sie sich nicht halten würden, darum stellte ich sie beyseite, um sogleich davon Gebrauch zu machen, damit nichts verloren gehe.

Die Ursache des ersteren Unfalls liegt in der schlechten Beschaffenheit der Bouteillen; die zweyte aber kann daher kommen 1) daß der Stöpsel schlecht ist; 2) daß die Bouteille nicht gehörig zugestöpselt ist; 3) daß sie zu voll gefüllt ist; 4) endlich, daß der Draht nicht gehörig darüber gewunden ist. Eine einzige dieser Ursachen kann schon eine Bouteille verderben, um so eher, wenn mehrere derselben zusammen treffen.

Bey der Application der Hitze im Kochbad habe ich mancherley Hindernisse gefunden, besonders in Betreff der grünen Erbsen, denn diese sind unter allen Substanzen am schwersten zu erhalten. Wenn man diese Erbsen gar zu zart oder gar zu fein nimmt, so zergehen sie im Wasser; die Bouteille wird halb leer, und selbst diese Hälfte läßt sich nicht erhalten, (wenn mir dieser Zufall begegnet, setze ich eine solche Bouteille beyseite, um sogleich davon Gebrauch zu machen). Sind die grünen Erbsen vor zwey oder drey Tagen in der Hitze gepflückt worden, so werden sie hart, und fangen noch vor der Operation zu gähren an; die Bouteillen zerspringen mit einem Knall im Kochbad, und diejenigen, welche diese Operation aushalten, zerspringen nach und nach, oder verderben: welches Verderbniß man leicht an dem trüben Saft in solchen Bouteillen erkennt, weil der Saft der sich gut erhaltenden grünen Erbsen klar und durchsichtig ist.

Mittlere oder schon etwas gereifte Erbsen lassen sich weit besser aufbewahren, als die gar zu zarten; außer daß die letzten zu oft mißgestaltet werden, geben sie auch zu viel Flüssigkeit, daß ihnen am Ende nichts als die Hülse bleibt. Sie sind auch weit eher zur Gährung geneigt als erstere, die wenn mit ihnen nach meiner Vorschrift verfahren wurde, kein Springen der Bouteillen verursachen können. Zum Durchschlagen sind sogar ganz zeitige Erbsen anwendbar, wenn nur die Bouteillen keinen Fehler haben, wie die kleinen Sternchen, oder an dem untern Theile gar zu dick sind *).

----

*) In diesem letzten Falle trennt sich der obere Theil der Bouteille von dem untern, man kann aber dessen ungeachtet noch Gebrauch davon machen, wenn man sie vermittelst eines guten Kitts wieder zusammenfügt. Ich habe so mit verschiedenen Bouteillen eine Probe gemacht, die ich mit Wasser füllte und wie die übrigen aufbewahrte; aber ich glaube nicht daß sie das Kochbad oder starke Flüssigkeiten aushalten möchten; zur Aufbewahrung trockener Gemüse kann man sich ihrer indeß unbesorgt bedienen.

Im Ganzen genommen darf man den Verlust durch Springen und sonstigen Schaden bey jungen Erbsen, die,

Ehe ich zu einer Beschreibung meiner Methode
und ihrer allgemeinen und besondern Anwendung bey
jeder der Substanzen, die man aufbewahren will,
schreite, muß ich erst bemerken, daß eine Angabe
des Verfahrens bey Bereitung der Nahrungsmittel
für den Tafelgebrauch nicht hierher gehöre, weil ich
mich beschränkte nur diejenigen Verfahrungsarten an-
zuführen, die mir zur Erhaltung der Substanzen un-
erläßlich schienen, welche einiger Zubereitungen und
besonderer Vorsicht bedürfen.

Da man fürchten könnte, daß dieselben Verfahrungsarten auf die zusammengesetztesten Gegenstände
nicht anwendbar wären wie auf die einfachsten, habe
ich, um in dieser Rücksicht jeden Zweifel zu verban-
nen, einige Bemerkungen gemacht und Beobachtungen beygefügt, welche die ganze Ausdehnung, deren
diese neue Art, Nahrungsstoffe aufbewahrbar zu machen, fähig ist, darstellen werden.

Wirklich kann man sich durch die Erfahrung überzeugen, daß ohne allen Unterschied bey Anwendung
der Hitze im Kochbade, eine Brühe, eine Kraftsuppe

---

wenn man sie recht zart verlangt, am allerschwierigsten
aufzubewahren sind, zwischen zehn und funfzehn Bouteillen auf das Hundert annehmen, während er bey
andern Substanzen nur drey bis fünf beträgt.

sich eben so gut erhalten, als eine Brot= oder Zwie=
belsuppe, Fasanschnitzel mit Trüffeln so gut wie ge=
sottenes Fleisch. Selbst die flüchtigen Grundstoffe der
Blumen müssen in ihrer ganzen Frischheit und ihren
natürlichen Eigenschaften sowohl als geruchlose Kräu=
ter bleiben, und die Aprikose, der Pfirsich und die
Himbeere nichts von ihrer Würze verlieren.

Die Wärme des Kochbades wie schon mehrmahl
wiederhohlt wurde, ist das Einzige, das allge=
meine Princip der Erhaltung aller Substanzen *).

Es wird wohl nicht nöthig seyn, die größte Schnel=
ligkeit und Reinlichkeit bey der Zubereitung der Nah=
rungs = Substanzen, welche man erhalten will zu em=
pfehlen; dieß sind unerläßliche Bedingungen zu Er=
reichung jenes Zwecks; darum mache ich auch immer
schon zum voraus meine vorläufigen Anordnungen,
damit mich bey der Operation selbst, nichts weiter auf=
halte, und jeder Augenblick benützt werde.

---

*) Alle dadurch aufbewahrten animalischen Substanzen ver=
lieren weder am Gewicht noch Umfange.

  Bey vegetabilischen Substanzen ist es aber nicht
derselbe Fall; das Eindringen des Wärmestoffs,
trennt davon die Wachsthums = Feuchtigkeit, die in
der Flasche zurück bleibend, zu einem vortrefflichen
Safte wird. Der Umfang der aufzubewahrenden Sub=
stanz wird zwar demnach vermindert, um so mehr ver=
bessert sich aber ihre Qualität.

Beschreibung der Verfahrungsart,

in welcher meine Methode besteht; ihre besondere Anwendung auf jede Substanz, die man erhalten will.

Rindfleisch und Fleischbrühe.

Ich setzte Rindfleisch wie gewöhnlich zum Feuer; nachdem es bis auf drey Viertheile gar gekocht war, nahm ich die Hälfte desselben aus dem Topfe, und löste die Knochen davon, weil diese Hälfte zum Erhalten bestimmt war. Nachdem der Ueberrest vollkommen gar gekocht war, ließ ich die Fleischbrühe durch das Sieb laufen, auskühlen, und goß sie dann in Bouteillen, die ich gut zustöpselte, mit Draht verband, und jede davon in einen Sack steckte. Das bis auf drey Viertheile gar gekochte Rindfleisch, welches ich früher aus dem Topfe genommen hatte, that ich in Flaschen, und goß einen Theil Fleischbrühe dazu. Nachdem ich diese Flaschen gut zugestöpfelt, verkittet, mit Draht gebunden, und in Säcke gesteckt hatte, stellte ich sie sammt den Bouteillen, worin die Fleischbrühe war, aufrecht in einen Kessel; diesen Kessel füllte ich mit kaltem Wasser, so daß die Bouteillen und Flaschen bis auf den Ring in demselben standen. Dann legte ich den Deckel auf den Kessel, so daß er auf den Geschirren auflag, und nachdem ich ihn mit nasser Leinwand umwunden hatte, um alle Oeffnungen zu stopfen, und die Ausdampfung des Kochbades auf alle mögliche Art zu verhindern, machte ich Feuer unter dem Kessel. Nachdem das Kochbad in Wallung gerathen war, unterhielt ich eine Stunde lang den nähmlichen Grad der Hitze, und dann nahm ich alles Feuer weg. Eine halbe Stunde später ließ ich das Wasser vom Kochbade mittelst des am Kessel befindlichen Hahnes ablaufen, und noch eine halbe Stunde später nahm ich den Deckel vom Kessel. Eine oder zwey Stunden, nachdem der Kessel aufgedeckt war (diese Zeit ist ganz willkürlich, es kömmt nur darauf an, ob man den Kessel früher oder später wieder brauchen will) nahm ich die Bouteillen und Flaschen aus demselben, verpichte die Stöpsel derselben mit weißem Fichtenharz, und schickte sie nach verschiedenen Seeplätzen ab. Nach einem ganzen Jahre, und selbst nach achtzehn Monathen, hat man die Fleischbrühe und das Rindfleisch so gut gefunden, als wenn es so eben gekocht worden wäre.

Kraftbrühe (consommé.)

Im Jahr 1804, da ich Hoffnung hatte, die Kranken auf den Schiffen Seiner Majestät mit Erfrischungen versehen zu dürfen, hatte ich auf Befehl des Ministers vom Seewesen, in den Häfen bereits verschiedene Experimente zur Erhaltung von Nahrungs-Substanzen, nach meiner Methode gemacht. Um die Zahl der Geschirre zu vermindern, und um in eine Bouteille von einem Litre acht Portionen Kraftbrühe zu bringen, machte ich auch folgendes Experiment: Ich bereitete eine gute Kraftbrühe, so daß auf den Litre zwey Pfund gutes Rindfleisch und Geflügel kamen; sobald dieselbe gemacht, durchgesiehen, und abgekühlt war, that ich sie in Bouteillen. Diese wurden gut gestöpselt, mit Draht verbunden, in Säcke gesteckt, und in den Kessel gestellt. Die besten Stücke vom Rindfleisch und Geflügel hatte ich nur zum vierten Theil gar kochen lassen, dann weggenommen, auskühlen lassen, in Flaschen gethan, und sie mit der nähmlichen Kraftbrühe übergossen. Nachdem die Flaschen gut gestöpselt, verkittet, mit Draht gebunden, und in Säcke gesteckt waren, habe ich sie, sammt den Bouteillen mit der Kraftbrühe, aufrecht in den Kessel gestellt. Dieser wurde bis zum Ring der Geschirre mit kaltem Wasser gefüllt, zugedeckt, der De-

ckel mit nasser Leinwand umwunden, und dann das
Feuer zum Kochbad angemacht; nachdem dieses in
Wallung gekommen, erhielt ich den nähmlichen Grad
von Hitze zwey Stunden lang, und endigte dann die
Operation wie die vorhergehende. Auf diese Art war
das Rindfleisch und das Geflügel gerade recht aus=
gekocht, und erhielten sich, so wie die Kraftbrühe,
über zwey Jahre lang.

Gallerte von Geflügel, Rind= Kalb= und Hammelfleisch.

Ganz auf dieselbe Art bereitete ich für einen Schiffs=
Capitän, dessen Magen seit langer Zeit verdorben
war, und die auf der See gewöhnlichen Nahrungs=
mittel nicht vertragen konnte, eine geronnene Gallert
von sieben Pfund Fleisch auf die Maßflasche. Jede
dieser Flaschen gab funfzig vortreffliche Suppen, in=
dem man nur einen Eßlöffel voll und etwas Sulz in
drey Unzen siedendes Wasser zu schütten brauchte.
Nicht minder angenehm war diese Gallert, wie sie
aus der Bouteille kam, leicht gesalzen auf dem Brote
zu verspeisen.

Ich verkaufte die Flasche davon für sieben Fran=
ken, mithin kam eine Suppe, da der Stoff für funf-

zig enthalten war, nur auf 14 Centimen (drey Kreuzer). Wenn nun die Operation, die hier nur auf funfzehn Bouteillen geschah, im Großen Statt gefunden hätte, mit Geschirren die vier oder fünf Maß hielten, wäre eine Suppen-Portion nur auf zehn Centimen gekommen, wobey noch 25 Procent Gewinn für den Verfertiger mit eingerechnet sind.

Nach, dieser Erfahrung, die jedermann selbst machen kann, wird der Vortheil nach dieser Methode nicht nur im kleinen, sondern im großen zu verfahren, besonders in den Gegenden, wo Fleisch und Geflügel im Ueberfluß vorhanden, mithin wohlfeil sind — augenscheinlich.

Von welcher Wichtigkeit könnte nicht diese Methode für den Norden, und die spanischen Colonien werden, wo es Ochsen in so großer Anzahl gibt, daß man sie nur der Haut wegen tödtet, und alles Uebrige in die Erde verscharrt! — ? —

Vergebens stellte man Versuche an, das Fleisch durch das Dörren an der Sonne aufzubewahren, der Erfolg war nie ein anderer, als daß das ganz saftlose Fleisch einem Stücke Holz glich. Vor ungefähr zehn Jahren wurde ich aufgefordert, das Fleisch, wie es in den See-Magazinen bereitet war, zu kosten, es war aus Spanien dem Minister geschickt worden.

Man bereitete Rindfleisch und einen sogenannten Mi-
roton davon, aber weder das eine noch der andere,
waren, wie man sich denken kann, gar nicht genießbar.

Eben so ließ ich das Fleisch von Geflügel, einem
Hammel und einem jungen frisch geschlachteten Schwei-
ne unter einander hacken, that Champignons, Trüffeln,
zerlassenen Speck und frische Butter, nebst den gewöhnlichen Würzen dazu, und ließ es auf drey Viertel einsieden. Sobald es abgekühlt war, füllte ich es in
Bouteillen, und gab es auf funfzehn Minuten in das
Kochbad.

Diese Substanz war nach sechs Monathen noch
so frisch, als am Tage der Bereitung.

———

Fleischbrühe oder Gallerte zur An-
feuchtung der Brust.

Diese Gallerte habe ich nach der Anordnung eines
Arztes aus folgenden Bestandtheilen zubereitet: ich
nahm Kalbslunge und Kalbsfüße, braunen Kohl,
gelbe Rüben, Steckrüben, Zwiebeln und Lauch, jedes
in gehöriger Quantität. Eine Viertelstunde, ehe ich
diese Gallerte vom Feuer nahm, that ich kandirten
Zucker und senegalischen Gummi dazu. Sobald sie
fertig war, ließ ich sie durch das Sieb laufen, und

auskühlen; dann kam sie in Bouteillen, wurde zuge=
stöpselt, mit Draht gebunden, in Säcke gesteckt, und
ins Kochbad gethan, wo sie eine Viertelstunde lang
im Kochen oder in der Wallung blieb. Diese Gallerte
hat sich vollkommen gut und frisch erhalten.

Lendenbraten von Ochsen, Hammeln, Geflügel und Repphühnern.

Alle diese Gegenstände habe ich wie zum gewöhnli=
chen Gebrauch zugerichtet, aber nur bis zu drey
Viertheilen gekocht. Sobald alles abgekühlt war, habe
ich jeden dieser Artikel abgesondert in Flaschen von
gehöriger Größe gethan; nachdem alle gut zugestöp=
selt, mit Draht gebunden, und in Säcke gesteckt
waren, habe ich alles in das Kochbad gestellt, und
dort eine halbe Stunde lang im siedenden Wasser
gelassen, 2c. — Diese Gegenstände wurden nach
Brest geschickt, wo sie mit erhaltenen Vegetabilien,
Kraftbrühe und Milch, in einer Kiste gut eingepackt,
auf die See gebracht wurden, und vier Monathe
und zehn Tage blieben. Als man die Kiste öffnete,
wurden die Substanzen alle, achtzehn an der Zahl,
sorgfältig gekostet, und ganz frisch befunden; nicht

ein einziges Geschirr war auf dem Meere auch nur
im geringsten verdorben.

Zu diesen vier Experimenten kann ich noch zwey
andere, von mir gemachte hinzusetzen; das eine war
mit frikassirten Hühnern, das andere mit einer sogenannten Matelotte oder Fischspeise aus Aal, Karpfen
und Hechten, mit Kalbsbröschen, Champignons, Zwiebeln und Sardellenbutter eingemacht, und das Ganze
zusammen in weißem Wein gekocht. Beyde haben sich
vollkommen gut erhalten.

Bemerkung.

Nichts ist leichter, als nach diesem Verfahren für
den Bedarf, Vorräthe aufzubewahren, sowohl von
Mohrrüben, Steckrüben, Gurken, Artischocken, kleinen
Zwiebeln, Chalotten, Champignons, feinen Kräutern u. s. w., als auch von Kalbsbröschen, Hahnen-
kämmen, Karpfenmilch, Krebsschweifen ꝛc.

Ich habe Rindfleisch in Stücken von zwey und
drey Pfund, ganze Fische, Vögel und sogar ganze
Repphühner aufbewahrt; allein, ich glaube schon bemerkt zu haben, daß diese Weise rücksichtlich der Geschirre mit so großen Oeffnungen und darauf passen-
der Stöpsel eben nicht die vortheilhafteste sey; über
dieß wäre es auch höchst überflüssig, zugleich Kno-

chen mit aufzubewahren, die doch so viel Platz einnehmen.

Demnach wird es weit sparsamer, leichter und vortheilhafter seyn, diese Substanzen nur nach ausgelösten Knochen aufzubewahren, und dieß um so eher, da ein guter Koch tausend Mittel hat, alle dergleichen Abfälle zu Saucen, Brühen, Saft, Mus und dergleichen zu benützen, die er, wie wir schon gezeigt haben, aufbewahren kann.

In jeder Rücksicht ist es empfehlenswerther am Bord eines Schiffes, statt eines Stückes Rindfleisch von fünf und zwanzig Pfund, dieselbe Quantität zertheilt oder nach ausgelösten Knochen klein gehackt zu haben, auf welche Art es mit geringen Kosten in Flaschen mit engen Mündungen aufbewahrt werden kann *).

Folgende Substanzen lassen sich mit wenigen Kosten aufbewahren.

---

*) Aus den Fleischgattungen, deren ich mich zur Bereitung der Kraftbrühe bediene, mache ich vortreffliche Hachis, die man das ganze Jahr hindurch in meinem Hause braucht. — Ich habe deren seit achtzehn Monathen, die noch eben so frisch sind als wenn sie erst gemacht wären.

Vom Ochsen.

Gaumen, Zunge, Hirn, Lendenstücke, Büstek, Zwischenrippen u. s. w.

Vom Kalbe.

Gekröse, Nieren, Geilen, Leber, Schnitzel, Blanquetts ꝛc.

Vom Hammel.

Zunge, dünne Keulenstückchen, Carbonade, Hachis, Coteletts, Geilen, Schweife ꝛc.

Vom Lamme.

Abgelöste Coteletts, Blanquetts und die Knorpel ꝛc.

Vom Schwein.

Weiße und schwarze Würste, Bratwürste, Blutwürste, die Füße zu Trüffeln, kleine Lendenstücke, Geilen ꝛc.

Vom wilden Schwein.

Gespickte Lendenstücke, Abschnitte vom Kopf ꝛc.

Vom Reh.

Ausgelöste Lenden= und Seitenstücke ꝛc.

Vom Hasen.

Ausgelöste Lendenstücke und der Hasenpfeffer.

Vom Fasan.

Ausgelöste Keulen zu Trüffeln ꝛc.

D

Von Repphühnern.

Bruststückchen, ausgelöste Keulen zu Ragouts, Hachis, Brühen ꝛc.

Wachteln, Schnepfen, Kriechänten, Krammetsvögel, Ortolane, Rothkehlchen, Aenten, Truthühner, Kapaunen, Gänse und Tauben liefern ungefähr dieselben Bestandtheile.

Von Fischen nimmt man beym Stör, Thunfisch, Kabeljau und Meeraal, die knochenlosen Stücke, die man dann nach Willkür bereitet. — Der Lachs, die Forelle, der Stint, die Makrele, der Weißling, der Hecht, der Aal und Karpfen lassen sich ingleichen für verschiedene Zubereitungen aufbewahren, so auch Austern und Krebse.

Alle diese eben genannten Gegenstände und eine zahllose Menge anderer, brauchen nichts als halb oder drey Viertheil gekocht zu werden, um dann das Mariebad auf sie anzuwenden.

Vermittelst der Saucen jeder Art, von denen wir in der Folge reden werden, ingleichen der wohl erhaltenen Vorräthe, verbunden mit Milch, Milchrahm, den Zwischenschüsseln der Zuspeisen und aufbewahrten Früchte zum Würzen sowohl, als auch für den Nachtisch und Eis, kann man zu jeder Zeit eine sehr gute und willkommene Tafel aus Substanzen aller Art bereiten, die frischer seyn werden, als so viele von denen man unter manchen Umständen Gebrauch macht.

Wir kommen nun auf die Nachtheile, welche auf alle Nahrungsstoffe wirken, zu große Hitze, anhaltender Regen, feuchtes und warmes Wetter.

Durch diese Vorkehrungen ist man im Stande alle Schüsseln, die zu einem großen Gastmahle erforderlich sind, im Voraus zu bereiten. Die Ueberreste der Speisen die oft sehr bedeutend sind und gewöhnlich verloren gehen, können nach eben diesem Verfahren, bis zum Verbrauch aufbewahret werden.

Diese Resultate beweisen zur Genüge, daß das nähmliche Princip, wenn es durch die nähmliche vorläusige Verfahrungsart, mit der nähmlichen Genauigkeit und Vorsicht angewendet wird, alle animalischen Producte überhaupt erhält, wobey nur zu beobachten ist, daß man jedes derselben bey der Zubereitung höchstens bis zu drey Viertheilen darf auskochen lassen, um ihm dann die vollständige Auskochung erst im Kochbade zu geben.

Es gibt mancherley Gegenstände, welche ohne Gefahr noch eine ganze Stunde lang das Aufwallen des siedenden Wassers im Kochbade ertragen können, wie zum Beyspiele die Fleischbrühe, die Kraftbrühe,

die Gallerte und die Essenzen von Fleisch, von Ge=
flügel und Schinken, die Pflanzensäfte, der Most
und Syrup von der Weintraube ꝛc. — Es gibt aber
auch andere, denen eine Viertelstunde, ja sogar eine
Minute mehr, großen Schaden thun würde. Die
Resultate werden also immer von der Einsicht, von
der Geschwindigkeit, und von den Kenntnissen des
manipulirenden Unternehmers abhängen.

Frische Eyer.

Das frischeste Ey widersteht auch am meisten der
Hitze des Kochbades; ich habe also Eyer genommen,
welche am nähmlichen Tage gelegt waren, und habe
sie mit geschabenen Brotrinden in die Flasche gethan,
theils um damit die leeren Zwischenräume auszufül=
len, theils um sie auf der Reise vor dem Zerbrechen
zu verwahren. Ich habe die Flasche gut zugestöpselt,
verkittet, mit Draht gebunden ꝛc. Ich habe sie in ei=
nen Kessel von hinreichender Größe gestellt, und habe
ihnen eine Hitze von 75 Graden gegeben. Dann habe
ich das Kochbad vom Feuer genommen; nachdem es
soweit abgekühlt war, daß ich die Hand darin hal=
ten konnte, habe ich die Eyer heraus genommen, und
sie sechs Monathe lang aufbehalten. Nach dieser Zeit

habe ich die Eyer aus der Flasche genommen, und habe sie in frischem Wasser auf ein Feuer gestellt, dem ich 75 Grad Hitze gab: sie waren nun gerade so gekocht, daß man Brotschnitten darein tunken konnte, und so frisch, wie sie bey der ersten Zubereitung gewesen. Den harten Eyern in weißer Sauce ꝛc. gebe ich im Kochbad 80 Grad Hitze, das heißt, ich nehme das Kochbad vom Feuer, sobald das Wasser zu wallen anfängt.

Von der Milch.

Ich habe zwölf Litres Milch genommen, die so eben von der Kuh kam, habe sie im Kochbad einsieden lassen, und auf zwey Dritttheile ihres Inhalts reducirt, indem ich sie sehr oft abschäumte. Dann ließ ich sie durch das Sieb laufen. Nachdem sie kalt geworden, nahm ich die obere Haut weg, welche sich beym Abkühlen angesetzt hatte, darauf brachte ich sie nach der gewöhnlichen Verfahrungsart in Bouteillen, stellte sie sogleich in das Kochbad, und ließ sie dort zwey Stunden lang in wallendem Wasser ꝛc. — Nach einigen Monathen habe ich bemerkt, daß sich die Sahne flockenweise abgesondert hatte, und in der Bouteille obenauf schwamm. Um diesen Uebelstand zu vermeiden, machte ich mit der nähmlichen Quantität von Milch ein zweytes Experiment, und ließ sie jetzt im Kochbad auf die Hälfte einkochen; nachdem dieses geschehen, that ich acht sehr frische, und in der nähmlichen Milch zerrührte Eyerdotter hinzu; dieses alles gut unter einander gemengt, ließ ich eine halbe Stunde auf dem Feuer, und beendigte die Sache wie beym ersten Experiment. Dieses Mittel hat vollkommen gelungen; die Eyerdotter haben alle Theile der Milch so gut zusammengehalten, daß nach einem Jahre, und sogar nach achtzehn Monathen die Milch sich so vollkommen erhalten hat, wie sie war, als ich sie in die Bouteillen goß. Die nach dem ersten Experiment zubereitete Milch hat sich ebenfalls zwey Jahre und darüber erhalten; die Sahne, welche in Flocken darauf schwimmt, verschwindet, wenn man sie auf das Feuer setzt, und beyde ertragen auf gleiche Art das kochende Wasser. Von der einen und der anderen hat man Butter und Molken erhalten; bey den chemischen Untersuchungen, welche damit angestellt worden sind, hat man gefunden, daß die zweyte ungleich besser war, und die Stelle der besten Sahne ersetzen könne, welche man in Paris zum Kaffeh verkauft.

Bemerkung.

Ehe ich zum Aufbewahren der Milch schritt, be=
diente ich mich dazu nach und nach dreyer Mittel,
des bloßen Feuers, des Sand= und Kochbades; jedes
derselben hatte mehr oder weniger Schwierigkeiten,
das Weiße der Milch zu verdünnen und ihr einen an=
genehmen Mandelgeschmack beyzubringen.

Das Dunstbad schien mir, wenigstens zur Abhülfe
dieser Schwierigkeiten geeigneter, wirklich erlangte
ich durch dasselbe eine viel weißere Milch ohne wider=
lichen Geschmack. Die Verdünstung geht auf letztere
Art weit schneller vor sich, als auf jede andere, weil
man das Feuer unbesorgt vermehren und unterhalten
kann, und je mehr man die Verdünstung betreibt,
um so schneller ist die Operation geendigt.

Ich kann demnach die letzte Methode als die
beste empfehlen, nicht sowohl für Milch und Sahne,
sondern auch für Eibisch=Brustbeerenteig und viele
andere Substanzen, die man gewöhnlich langsam
am bloßen Feuer verdunsten läßt.

Von der Sahne (crème).

Ich habe fünf Litres Sahne genommen, welche
sorgfältig von der Milch war abgenommen worden,

die Tags vorher von der Kuh gekommen ist. Ich ließ
sie im Kochbad auf vier Liters einsieden, ohne sie ab-
zuschäumen; ich nahm die Haut weg, welche sich oben
darauf angesetzt hatte, ließ sie dann durch das Sieb
laufen, und hernach abkühlen. Nachdem ich neuerdings die Haut weggenommen, die sich beym Abkühlen darauf angesetzt hatte, füllte ich sie nach der gewöhnlichen Verfahrungsart in Halbbouteillen, und
ließ sie eine Stunde lang im Kochbad, im wallenden
Wasser. Nach zwey Jahren fand sich diese Sahne
noch eben so frisch, als ob sie erst am nähmlichen Tage
wäre zubereitet worden. Ich habe gute frische Butter
daraus gemacht, und zwar 4 bis 5 Unzen auf den
halben Litre.

Molken.

Ich habe Molken nach der gewöhnlichen Art zubereitet. Nachdem sie abgeklärt und abgekühlt waren, habe
ich sie in Bouteillen gegossen 2c., um sie eine Stunde
lang im Kochbad im siedenden Wasser zu halten. So
klar die Molken indessen auch immer seyn mögen, so
sondert doch die Anwendung der Hitze, wann sie im
Kochbad stehen, immer einige käsige Theile davon ab,
welche einen Bodensatz machen. Ich habe solche Mol-

ten zwey oder drey Jahre lang erhalten, und wenn ich davon Gebrauch machen wollte, so filtrirte ich sie, um sie wieder klar zu haben. In einem dringenden Falle ist es genug, sie nur vorsichtig und langsam abfließen zu lassen, um sie eben so klar zu erhalten.

Frische Butter.

Ich nahm sechs Pfund frisch bereitete Butter, wusch sie wohl aus, und trocknete sie dann mit weißen Linnen wieder ab; dann that ich sie in kleinen Stücken ausgebreitet, um die leeren Zwischenräume zu füllen, in Bouteillen bis auf vier Zoll vom Ringe. Nachdem ich diese wohl zugestöpfelt hatte ꝛc., stellte ich sie, jedoch nur bis zum Aufwallen in das Kochbad, und nahm sie, sobald das Wasser so ausgekühlt war, daß ich die Hand darin leiden konnte, wieder heraus. Nach Verlauf von sechs Monathen war diese Butter noch im besten frischen Zustande.

Das Schmelzen der Butter, das durch die Anwendung der Wärme des Kochbades vor sich geht, bewirkt auf den Grund der Bouteille einen Niederschlag der käsigen oder Buttermilchtheile, die sie vor diesem Verfahren noch enthalten konnte, demnach erhält man eine vollkommen geläuterte Butter, die auf dem Brot vortrefflich schmeckt, und auch für den täglichen Gebrauch zu Speisen, ihres feinen Geschmackes wegen, der frischen Butter vorzuziehen und auch gesünder als diese ist, von der man ungeläutert, wie es auch in guten Küchen geschieht, keinen Gebrauch machen sollte.

Ich nahm die Butter in kleinen Stückchen, vermittelst eines kleinen hölzernen, etwas flachen und am Ende gekrümmten Spatels *) heraus, legte sie in frisches Wasser, ballte sie zu einem Klumpen und wusch und knetete sie so lange, bis das wiederhohlt darüber gegossene Wasser ganz klar war.

Ich erhielt dasselbe Gewicht, das ich hinein gethan hatte, wieder zurück; nähmlich fünf Pfund sechs und zwanzig Loth Butter und sechs Loth Satz von der Buttermilch, der einen ranzigen etwas bittern Geschmack hatte. Da etwas Butter an den Seitenwänden der Bouteillen zurück geblieben war, warf ich diese in das warme Wasser, um die kleinen Reste zu erhalten.

Der Abgang eines Loths auf das Pfund hängt immer von der Sorgfalt des Reinigens, wenn sie

---

*) Man kann sich eben dieses Instruments zum Herausnehmen aller Substanzen aus den Bouteillen, in denen sie eingeschlossen waren, bedienen.

aus dem Butterfasse kommt, ab. Dieß kommt allerdings in keine Betrachtung, wenn man den Vortheil erwägt, sich zu jeder Jahrszeit eine eben so gute und frische Butter als im May verschaffen zu können. — Dieses Mittel muß Gegenden mit starker Viehzucht äußerst nützlich werden, besonders solchen, die ihre Butter nur als Schmalz um einen sehr geringen Preis weggeben müssen, da sie diese doch lange Zeit im besten Zustande aufbewahren könnten.

Nach diesen mit der Butter angestellten Versuchen, wird niemand zweifeln, daß man durch dasselbe Verfahren alle fetten und öhligen Substanzen aufbewahren könne, selbst solche, für deren nicht ranzig Werden man bisher nur auf eine gewisse Zeit gut stehen konnte. Wirklich stellte ich einen Versuch mit Schwein- Gänse- und anderm Küchenfett auf obige Weise an. Er gerieth vollkommen, indem sich die Substanzen sehr wohl erhielten, und dasselbe wird auch bey allen übrigen der Fall seyn.

Von den Vegetabilien.

Da der Unterschied der Climate die Producte der=
selben früher oder später zur Reife bringt, und einen
großen Unterschied in ihren Eigenschaften, ihren Gat=
tungen und ihren Benennungen erzeugt, so muß
man sich natürlich nach dem Lande richten, welches
man bewohnt.

In Paris und der dortigen Gegend sind die
Monathe Junius und Julius die beste Jahreszeit zur
Erhaltung der grünen Erbsen, der grünen Fisolen
und des Spargels. Späterhin verlieren diese Gemüse
viel durch die Hitze und die Trockne. Im August und
September bereite ich die zum Erhalten bestimmten
Artischocken, die gelben und weißen Rüben und den
Blumenkohl. Ueberhaupt müssen alle Vegetabilien,
welche man erhalten will, so früh als möglich ge=
pflückt, und mit größter Geschwindigkeit zubereitet
werden, so daß sie vom Garten in das Kochbad gleich=
sam nur einen Sprung machen.

Die grünen Erbsen.

Von den grünen Erbsen nehme ich nicht die aller=
feinsten, weil diese bey der Operation leicht im Wasser

zergehen, ich nehme sie von der Mittelgattung, weil diese mehr Schmackhaftigkeit haben, auch schon etwas mehr gereift sind. Sobald sie gepflückt sind, lasse ich sie aushülsen. Ich lasse die größeren absondern, und die tauglichen sogleich in die Bouteillen thun, wobey ich die dazu bestimmten Bouteillen schon vor mir auf dem oben erwähnten Stuhl stehen habe, um die Erbsen so schnell als möglich hinein zu bringen. Ich stöpsle dann die Bouteillen 2c., laß sie anderthalb Stunden lang im wallenden Kochbad, wenn das Wetter kühl und feucht ist, hingegen zwey Stunden, wenn das Wetter heiß und trocken ist. Ich vollführe dann meine weitere Operation wie gewöhnlich.

Auch die gröberen Erbsen, welche von den feineren abgesondert worden sind, fülle ich in Bouteillen, stöpsle sie 2c. und lasse sie, nachdem das Wetter ist, zwey oder dritthalb Stunden im wallenden Kochbad.

Der Spargel.

Den Spargel lasse ich wie zum gewöhnlichen Gebrauch putzen, so wie man ihn entweder allein oder mit grünen Erbsen speist. Ehe ich ihn in die Bouteillen oder Flaschen bringe, tauche ich ihn erst in siedendes und dann in frisches Wasser, um ihm die ihm eigene Schärfe zu benehmen. Der Spargel wel-

cher ganz bleibt, wird sehr sorgfältig in Flaschen ein-
gelegt, und zwar mit dem Kopf unten; derjenige,
welcher zerstückt mit grünen Erbsen soll verspeist
werden, kömmt in Bouteillen. Nachdem ich sie beyde
habe gut abtropfen lassen, stöpsle ich das Geschirr, und
stelle es in das Kochbad, wo es nur eine einzige Aufwallung des siedenden Wassers zu empfangen hat.

Grüne Fisolen.

Ich lasse sie wie zum gewöhnlichen Gebrauch pflücken; sogleich von den Fasern reinigen, und in die
Bouteillen füllen, die ich zustöpsle rc. und in das
Kochbad setze, um sie anderthalb Stunden lang im
kochenden Wasser zu lassen. Wenn die Fisolen etwas
dick sind, lasse ich sie der Länge nach in zwey oder
drey Theile schneiden, und in diesem Falle brauchen
sie nur eine Stunde lang im Kochbad zu bleiben.

Weiße Bohnen.

Ich nehme von der besten Art, die ich haben
kann, lasse sie pflücken, wann ihre Hülse schon anfängt gelb zu werden, und sogleich aushülsen und
in Bouteillen füllen rc. Sie bleiben zwey Stunden
lang im Kochbad.

Ganze Artischocken.

Ich nehme sie von mittler Größe; nachdem die unnützen Blätter davon abgesondert und gut gereiniget sind, tauche ich sie erst in siedendes, und dann in frisches Wasser; ich lasse sie gut abtropfen, lege sie in Flaschen, die gut gestöpfelt werden 2c. und lasse sie eine Stunde lang im wallenden Kochbad.

Zerschnittene Artischocken.

Ich habe schöne Artischocken in acht Stücke geschnitten, habe das Grobe davon weggenommen, und ihnen nur wenige Blätter gelassen. Ich habe sie in siedendes und dann in frisches Wasser getaucht; nachdem sie gut abgetropft waren, setzte ich sie, mit einem Stück frischer Butter, mit Salz, Pfeffer und feinen Kräutern gewürzt, in einem Castrol auf das Feuer; wann sie zur Hälfte gekocht waren, nahm ich sie vom Feuer, und ließ sie kalt werden; nachher füllte ich sie in Flaschen, welche gut zugestöpfelt, verlittet, mit Draht gebunden wurden, und ließ sie eine halbe Stunde lang im wallenden Kochbad.

Blumenkohl (Carfiol).

Wenn der Blumenkohl sauber geputzt und gereiniget ist, tauche ich ihn erst in siedendes und dann in frisches Wasser; wenn er dann gut abgetropft ist, lege ich ihn in Flaschen, die ich eine halbe Stunde lang im wallenden Kochbad lasse.

Da die Jahre verschieden, und manchmahl trocken, manchmahl regnerisch sind, so muß man auch die Grade der Hitze in beyden Fällen nach der Witterung abändern, eine Aufmerksamkeit, die nicht aus der Acht zu lassen ist. In einem kühlen und feuchten Jahre sind die Gemüse zarter, und folglich auch für die Wirkung des Feuers empfindlicher; in diesem Falle muß man sie sieben bis acht Minuten weniger im Kochbad lassen; in trocknen Jahren hingegen, wo die Gemüse fester sind, und die Wirkung des Feuers mehr aushalten können, muß man sie um eben so viele Zeit länger im wallenden Wasser lassen.

Der Sauerampfer.

Ich lasse Sauerampfer, Lattich, Mangold, Körbelkraut, kleine Zwiebeln 2c. in gehöriger Proportion nehmen. Wenn alles sauber geputzt, gewaschen, abgetropft, und zusammen gehackt ist, laß ich alles zusammen in einem gut verzinnten kupfernen Geschirre kochen. Die Gemüse müssen ordentlich gar gekocht werden, wie zum gewöhnlichen Gebrauch, nicht aber ausgedörrt und verbrannt, wie man es in einigen

Haushaltungen zu thun pflegt, um sie zu erhalten.
Wenn diese Kräuter ordentlich gekocht sind, lasse ich
sie in irdenen Geschirren auskühlen; dann bringe ich
sie in Bouteillen mit einer etwas großen Mündung:
ich stöpsle sie gut ꝛc. und lasse sie eine Viertelstunde
im wallenden Kochbad. Dieß ist hinreichend, um sie
zehn Jahre so frisch zu erhalten, als ob sie erst aus
dem Garten kämen. Diese Art ist die vortheilhafteste,
so wohl für die Hauswirthschaft, als für die Kran=
kenspitäler. Besonders ist sie beym Seewesen nützlich,
denn man kann auf diese Art zubereiteten Sauerampfer
selbst aus dem entfernten Ostindien so frisch und
schmackhaft bis nach Europa führen, als ob er so
eben gekocht worden wäre.

Spinat und Zichorie.

Diese beyden Gattungen werden wie zum gewöhn=
lichen Gebrauch zubereitet. Wenn sie recht frisch ge=
pflückt, geputzt, im warmen und kalten Wasser ge=
wesen, gepreßt und gehackt sind, bringe ich sie in
Bouteillen ꝛc. und lasse sie nur eine Viertelstunde lang
im wallenden Kochbad.

Die Mohrrüben, der Kohl, die weißen Rüben,
der Pastinak, die Zwiebeln, die Erdäpfel, der Sel=
leri, die rothen Rüben, und alle Gemüse überhaupt,

E

laſſen ſich eben ſo erhalten, man mag ſie bloß ins Waſſer getaucht, oder ordentlich gekocht haben, um ſie beym Herausnehmen aus dem Geſchirre ſogleich verſpeiſen zu können. Im erſten Falle laſſe ich die Gemüſe, welche ich erhalten will, mit ein wenig Salz nur bis zur Hälfte im Waſſer kochen, nehme ſie dann heraus, laſſe ſie abtropfen und kalt werden, bringe ſie in Bouteillen ꝛc. laſſe die Mohrrüben, den Kohl, die rothen Rüben eine ganze Stunde lang im wallenden Kochbad; die Zwiebeln, Erdäpfel, den Sellerie ꝛc. aber nur eine halbe Stunde. Im zweyten Falle bereite ich meine Gemüſe mit Waſſer oder Fleiſchbrühe wie zum gewöhnlichen Gebrauch; wenn ſie bis zu drey Viertheilen gekocht und gut gewürzt ꝛc. ſind, nehme ich ſie vom Feuer, und laſſe ſie auskühlen; dann fülle ich ſie in Bouteillen ꝛc. und laſſe ſie eine gute Viertelſtunde im wallenden Kochbad.

Wurzelbrühe.

Ich habe eine Wurzelbrühe nach der gewöhnlichen Verfahrungsart zubereitet. Sie war ſo ſubſtantiös, daß man mit einer Bouteille von einem Litre eine Suppe für zwölf Perſonen davon hatte, indem man zwey Litres Waſſer dazu goß, ehe man ſie zur Verſpeiſung aufwärmte.

Nachdem ich sie hatte kalt werden lassen, füllte ich sie in Bouteillen, und ließ sie eine halbe Stunde im wallenden Kochbad.

Liebesäpfel oder Tolläpfel.

Diese Aepfel habe ich recht reif pflücken lassen, da sie schon ihre schöne Farbe hatten. Nachdem sie gut gewaschen und abgetropft waren, schnitt ich sie in Stücken, und ließ sie in einem gut verzinnten kupfernen Geschirre auf dem Feuer zergehen. Nachdem sie gänzlich zergangen, und auf ein Drittheil ihres **Inhalts** eingeschmolzen waren, ließ ich sie durch ein Sieb laufen, das fein genug war, um ihre Kerne zurück zu halten. Nachher stellte ich dieses Decoct abermahl auf das Feuer, und ließ es so lange einkochen, bis nur noch das Drittheil des ganzen Inhalts übrig war. Hierauf ließ ich es in irdenen Schüsseln auskühlen, und füllte es dann in Bouteillen, wo es nur noch eine gute Aufwallung im Kochbad auszuhalten hatte.

Eine andere Art, die Liebesäpfel für die Aufbewahrung zu behandeln.

Nachdem ich eben so zeitige, wie die vorhergehenden gesammelt hatte, stellte ich sie sieben oder acht

Tage laug auf Breter in die Sonne, um ihre voll=
kommene Reife zu bewirken; dann suchte ich die rö=
thesten und weichsten aus, die ich in Stücke schnei=
den und auf einem Haarsiebe abtropfen ließ. Am an=
dern Morgen brachte ich sie zum Feuer zum Zergehen,
gab ihnen drey bis vier starke Wallungen und ließ sie
dann auf über einen Reif gespanntem Dünntuch ab=
tropfen. Vier Stunden später drückte ich sie durch
ein Beuteltuch, um das ganze Mark zu erhalten, das
nun zum Feuer kam. Ich gab ihm eine starke Wal=
lung unter sorgfältigem Umrühren, daß es sich nicht
anlegte, und ließ diesen Brey bis zum andern Morgen
auf Dünntuch abtropfen. Es hatte zwar den größern
Theil seiner vegetabilischen Feuchtigkeit verloren, da es
aber doch nicht ganz davon befreyt war, brachte ich ihn
wieder zum Feuer, gab ihm unter beständigem Umrüh=
ren eine starke Wallung und ließ ihn dann wieder auf
dem Dünntuch abtropfen. Am andern Morgen war das
zurückgelassene Mark wie ein Teig, ich brachte es in
Bouteillen und diese wohl verstöpselt in das Kochbad 2c.
um es darin nur einer starken Wallung auszusetzen.

Dieses Verfahren heischt zwar weit mehr auf=
merksame Thätigkeit, entschädigt aber auch dafür,
denn es sichert einen unendlich bessern und angeneh=

mern Erfolg, als das oben beschriebene und bedarf weniger Geschirr.

Mit Blüthen habe ich noch keine Versuche angestellt, aber es unterliegt keinem Zweifel, daß diese neue Methode Mittel zur Erreichung sehr angenehm befriedigender Resultate an die Hand geben könne.

Erdäpfel.

Dieses Gemüse habe ich auf mehrere Arten aufbewahrt.

Zuerst ließ ich von den großen weißen Erdäpfeln in einem Dunstbade kochen, schälte sie dann und zerrührte sie, daß sie einer zerriebenen Brotkrume glichen, worauf ich sie in Bouteillen mit engen Mündungen that, sie etwas schüttelte, zustöpselte u. s. w.

Dann nahm ich von denselben Erdäpfel, die ich auf die eben besagte Art behandelte und mit Salz, Pfeffer, feinen Kräutern und guter frischer Butter würzte, woraus sich eine Art Teig gestaltete, den ich auch in Bouteillen brachte, und als sie voll waren, zustöpselte ꝛc.

Endlich suchte ich die langen rothen Erdäpfel aus, schnitt sie in dünne Scheiben von der Breite eines Fünfkreuzerstücks, und ließ sie mit den gewöhnlichen Würzen braten, bis sie eine schöne Farbe er-

halten hatten. Sobald sie abgekühlt waren, brachte
ich sie in Bouteillen, und als diese voll waren, stöpfelte ich sie zu 2c.

Ich stellte alle Bouteillen mit diesen verschiedenen
Zubereitungen in ein und dasselbe Kochbad, worin
ich sie nur eine gute Wallung nehmen ließ. Nach acht
Monathen befanden sie sich noch in dem besten und
frischesten Zustande.

Man könnte auch ganze Erdäpfel aufbewahren,
wenn man sie roh in Geschirre thut und diesen den
Sud einer halben Stunde gibt.

Antiscorbutische und Medicinal-Gewächse überhaupt nebst Kräutersäften.

Ich habe eine Bouteille mit Pfeffermünze in Zweigen und in voller Blüthe angefüllt; ich habe sie mit
einem Stöpfel hinein gedrückt, um mehr hinein zu
bringen, und die Bouteille gut zugestöpfelt 2c., um
ihr im Kochbad noch eine kleine Wallung zu geben 2c.
Sie hat sich vollkommen gut erhalten. Auf diese nähmliche Art kann man mit allen Pflanzen, nähmlich Brunnenkresse, Löffelkraut, Wermuth, Dragun, Holderblüthe 2c. verfahren, die man in Zweigen erhalten
will; dabey muß jedoch der Unternehmer den Grad

der Hitze berechnen, welcher jeder dieser Pflanzen
gedeihlich seyn kann *).

---

*) Die Methode, den Saft der Pflanzen durch das Was-
ser auszuziehen, hat stets einige Schwierigkeiten: alle
jene Pflanzen, deren Grundstoff sehr flüchtig und aus-
dünstbar ist, verlieren unendlich viel dabey, selbst
beym lauen Wasser, und um so mehr noch, wenn
man das Wasser auf einen hohen Grad erhitzt, und
die Pflanzen darin lange kochen läßt.

Man übergießt aromatische Vegetabilien, wenn
man ihr Aroma erhalten, und das Wasser nicht mit
dem in der Pflanze enthaltenen Absonderungsstoff füllen will. So macht man den Thee und Kaffeh durch
Abguß; allein alle alten und neuen Theorien, und
alle neuen Maschinen, die man erfunden hat, um das
Aroma des Kaffehs fest zu halten, lassen immer noch
viel zu wünschen übrig.

Das Aufkochen, welches man oft anwendet, um
mittelst der Destillation das Aroma der Pflanzen zu
extrahiren, verdirbt sehr oft das Product, ungeachtet
aller gut geschlossenen Maschinen, die man dabey
gebraucht.

Die mittelst des Wassers extrahirten Grundstoffe haben nicht bloß schon bey dieser ersten Operation verloren,
sondern nach der Ausdünstung, der man sie gewöhnlich unterwirft, um Extracte davon zu machen, bleibt
ihnen fast gar keine Kraft übrig. Der Extract kann
also nichts weiter als den Schein der auflösbaren und
nahrhaften Grundstoffe der vegetabilischen und animalischen Substanzen vorstellen, weil das Feuer, welches
nöthig ist, mittelst der Ausdünstung den Extract her-
vorzubringen, das Aroma und beynahe alle Eigenschaften der dasselbe enthaltenden Substanz zerstört.

Meerrettig.

Ich füllte ihn, wohl gesäubert und gerieben in Bouteillen, stöpselte sie zu als sie ganz voll waren 2c. um ihnen eine halbe Stunde die Wallung des Koch= bades zu geben.

***

Kräutersäfte.

Ich habe mehrere Pflanzensäfte sehr gut erhalten, wie zum Beyspiel den Saft von Lattich, von Körbel= kraut, von der wilden Zichorie, von der Brunnkres= se 2c. Ich habe sie nach der gewöhnlichen Art gesäu= bert und zubereitet, habe sie zugestöpfelt 2c. um ihnen im Kochbad eine Wallung zu geben.

***

Von den Früchten und ihren Säften.

Die Früchte und ihre Säfte fordern die größte Geschwindigkeit bey der Zubereitung so wie bey der Anwendung der Hitze im Kochbad.

Die Früchte, welche man ganz oder stückweise er= halten will, muß man nicht zur vollkommenen Reife kommen lassen, weil sie sonst im Kochbad zergehen; eben so muß man weder die ersten noch die letzten ih-

rer Gattung nehmen, denn weder diese noch jene haben so viel Schmackhaftigkeit, wie diejenigen, die in
der guten Einsammlungszeit gepflückt werden, und
welche diejenige ist, wo der größte Theil jeder Gattung zugleich in seiner Reife steht.

Rothe und weiße Johannisbeeren, in Trauben.

Ich lasse die rothe und weiße Johannisbeere oder
Stachelbeere, jede abgesondert und nicht allzu reif
pflücken; davon lese ich die schönsten, und auch die
schönsten Trauben aus, bringe sie in Bouteillen, lasse
sie ein wenig schichten, damit die leeren Räume aus-
gefüllt werden, und stöpsle dieselben 2c. um sie in
das Kochbad zu stellen, welches ich genau beobachte:
sobald es zu wallen oder zu kochen anfängt, nehme
ich alles Feuer geschwinde weg, und eine Viertelstunde nachher lasse ich das Wasser mittelst des Hahnes
am Kessel ablaufen.

Abgebeerte rothe und weiße Johannis-beeren.

Ich lasse die rothen und weißen Johannisbeeren,
jede Gattung besonders abbeeren, in Bouteillen füllen, und verfahre mit diesen wie mit denen in Trau-

ben, mit der nähmlichen Aufmerksamkeit auf das
Kochbad; auch bereite ich von diesen letzteren viel
mehr als von jenen, weil die Traubenstängel dem
Saft dieser Beeren immer einige Schärfe beybringen.

Kirschen, Himbeeren und Maulbeeren.

Ich lasse diese Früchte pflücken, ehe sie noch allzu
reif sind, damit sie sich bey der Operation nicht so
leicht zerquetschen. Ich lasse jede Gattung derselben
abgesondert in Bouteillen füllen, und ganz leicht
schichten; hierauf stöpsle ich 2c. und mache die ganze
Operation wie mit den Johannisbeeren.

Saft von rothen Johannisbeeren.

Ich lasse die rothen Johannisbeeren recht reif
pflücken, und sie auf einem etwas weiten Sieb zerquetschen; das auf dem Sieb zurückgebliebene Mark
der Beeren lasse ich noch auspressen, um allen noch
darin befindlichen Saft herauszuziehen, und diesen
letztern gieße ich zu dem ersteren; das ganze würze
ich mit etwas Himbeersaft. Dieses Decoct lasse ich
durch ein etwas feineres Sieb laufen, gieße es in
Bouteillen, und stelle es in das Kochbad, mit der
nähmlichen Vorsicht, die bey den Johannisbeeren
selbst nöthig ist.

Vogelkirschensaft.

Um den Saft dieser Frucht in seiner vollen Farbe zu erhalten, nehme ich nur sehr reife Kirschen, und lasse sie, wenn alle Stiele abgelesen sind, in einer kupfernen Pfanne zum Feuer bringen; haben sie eine volle Wallung erhalten, so schütte ich sie zum Abtriefen auf Haarsiebe. Was auf diesen liegen bleibt, kommt dann unter die Presse, und was aus dieser rinnt, wird dem bereits durch das Haarsieb geflossenen Safte beygemischt; in Bouteillen gefüllt und wohl verstöpselt dem Kochbad übergeben rc.

Aepfelsaft.

Ich nahm sehr schöne Renetten, schälte und zerschnitt sie mit Absonderung der Kerne und ihrer Hülsen, worauf sie in einen Tiegel mit einer gehörigen Quantität Wasser zum Feuer kamen. Als sie gut zergangen waren, brachte ich den Mus auf das Haarsieb, mischte den hier abgelaufenen Saft mit dem ausgepreßten des Marks, füllte ihn auf Bouteillen rc. für das Kochbad.

Berberitzen- Granatäpfel- Pomeranzen- Citronensaft rc.

Der Saft dieser Früchte wird zuerst über einem

Haarsiebe ausgedrückt, und dann in Bouteillen ge=
füllt, die man nur leicht zustöpfelt, um den Saft
erst im Kochbade zu läutern. Darin läßt man ihn bis
er zu wallen anfängt, nimmt ihn dann sogleich vom
Feuer, um die Bouteillen, wenn er kalt geworden ist,
auszuleeren. Am andern Tage hat sich der Saft ge=
setzt, man zieht ihn nun klar auf andere Bouteillen
ab, verstopft sie wohl, und bringt sie nur auf ein=
mahl Aufwallen ins Kochbad.

Die Bereitung aller dieser Säfte erfordert die
größte Geschwindigkeit, weil sie leicht schlammig wer=
den können, und dann äußerst schwer klar zu machen
sind, besonders ist dieß der Fall beym Citronensaft.

Saft von unreifen Trauben.

Die größten Verjußbeeren, die so hart sind als
möglich, zerstoße ich in einem Mörser, und schütte sie
dann auf ein Haarsieb, um die Kerne zurückzuhalten,
das hier Abgelaufene wird zu dem Ausgepreßten des
Marks gegossen, in Bouteillen gefüllt, gut verstöpselt ꝛc.
auf eine leichte Wallung ins Kochbad gebracht.

Diesen Saft bewahrt man folglich sammt seinem
Schleime auf, denn er könnte mehrere Tage den Wir=
kungen der Luft ausgesetzt seyn, ohne die mindeste
Veränderung anzunehmen.

Erdbeeren.

Ich habe mit den Erdbeeren mancherley Experimente und auf verschiedene Arten vorgenommen, es
ist mir aber nicht gelungen, ihren Geruch zu erhalten; ich mußte Zucker zu Hülfe nehmen. Ich habe
also die Erdbeeren gequetscht und durch das Sieb
treiben lassen, wie wenn man Gefrornes machen
will, dann habe ich zu einem Pfund Erdbeeren ein
halbes Pfund gestoßenen Zucker, und den Saft von
einer halben Citrone gethan. Wenn alles dieses wohl
unter einander gemengt war, habe ich diese Masse in
Bouteillen gefüllt, zugestöpfelt 2c. und im Kochbad
so lange stehen lassen, bis das Wasser zu wallen anfing 2c. Diese Methode hat mir gut gelungen, jedoch
haben die Erdbeeren viel von ihrer Farbe verloren,
ein Umstand, dem man aber abhelfen kann.

Aprikosen.

Wenn man Aprikosen für die Tafel erhalten will,
so sind die gemeine Aprikose und die Pfirschen-Aprikose am besten dazu geeignet. Diese beyden Gattungen mische ich meistens zusammen, weil die erstere
die andere stärkt, welche mehr Saft hat, und bey
der Wirkung des Feuers mehr zerfließt. Indessen kann
man auch jede Gattung besonders zubereiten, nur mit

der Vorsicht, daß man die Pfirschen-Aprikose einige
Minuten weniger im Kochbad lassen muß, das heißt,
daß man das Feuer wegnehmen muß, sobald das
Wasser zu sieden anfängt, da man hingegen bey der
gemeinen Aprikose das Feuer erst wegnimmt, wenn
das Kochbad bereits in der ersten Wallung ist.

Ich lasse die Aprikosen pflücken, wenn sie schon
reif, aber etwas fest sind, wenn ich bey einem leichten Druck derselben zwischen den Fingern merke, daß
sich der Kern ablöst *). Sobald sie gepflückt sind,
schneide ich sie der Länge nach in der Mitte aus einander, nehme den Kern heraus, und schäle die Haut
mit einem Messer so fein weg als möglich ist. Nachdem die Mündung der Bouteillen ist, fülle ich sie,
in zwey oder vier Theile zerschnitten, in dieselben,

*) Die Zuckerbacker nehmen gewöhnlich zur Aufbewahrung
nur weiße Aprikosen, die also den Sonnenstrahlen
nicht ausgesetzt waren und im Schatten reiften, um
keine fleckigen zu haben.

Ich im Gegentheil suchte sie für meine Versuche
so gelb als möglich aus und ließ für diesen Zweck die
Aprikosenbäume auslauben, um die Früchte gleich reif
werden zu lassen. — Die ganz zeitige und von der
Sonne gefärbte Aprikose muß unbezweifelt viel besser
seyn, als die im Schatten gebliebene, und erhält sich
durch die Operation sowohl ganz als zerschnitten recht gut.

Die überreifen thut man in besondere Bouteillen,
um sie zu Gefrornen oder zu Marmeladen im Winter
zu gebrauchen.

schichte sie auf dem Stuhl, um die Zwischenräume auszufüllen, und gebe in jede Bouteille zwölf bis funfzehn Mandelkerne; dann stöpsle ich 2c. und stelle sie in das Kochbad, um ihnen bloß eine einzige Wallung zu geben, worauf ich sogleich das Feuer wegnehme, wie es bey den Johannisbeeren geschieht.

Pfirsiche.

Unter den Pfirsichen sind die sogenannten Grossemignonne und die Calande diejenigen Gattungen, welche am meisten Schmackhaftigkeit und Geruch haben, wenn ich von diesen keine haben kann, so nehme ich übrigens die besten, die ich auftreiben kann, und bereite sie auf die nähmliche Art wie die Aprikosen.

Blut=Pfirsiche.

Ich nehme die Blut-Pfirsiche recht reif, das heißt reifer als die eigentlichen Pfirsiche, weil sie die Wirkung des Feuers mehr ertragen können, auch schäle ich ihnen die Haut nicht ab. Uebrigens bereite ich sie wie die Aprikosen und Pfirsichen, und gebe ihnen genau ein solches Kochbad wie den Johannisbeeren.

Reine=Claudes und Mirabellen.

Ich habe die Reine-Claudes ganz, mit Kern und

Stängel, so wie auch andere große Pflaumen, ja
sogar Herzpfirsiche und Perdrigons, zubereitet, und
sie haben recht gut gelungen; allein bey diesen großen Pflaumen hat es die Schwierigkeit, daß man
nur wenige auch in ein großes Geschirr bringt, weil
man sie zur Ausfüllung der leeren Zwischenräume
nicht schichten kann, ohne sie zu zerquetschen, und
weil sie durch die Wirkung des Feuers im Kochbad
einschrumpfen, so daß die Flaschen halb leer bleiben.
Ich habe also auf diese zu kostbare Art Verzicht gethan, und habe mich damit begnügt, diese großen
Pflaumen so zu erhalten, daß ich den Kern heraus
nahm, und sie in der Mitte aus einander schnitt.
Diese Methode ist leichter und wohlfeiler, weil die
großen Stöpsel zu weiten Mündungen viel theurer,
und noch obendrein selten von feiner Gattung zu haben sind; anderer Seits sind auch die Geschirre mit
einer kleinen oder mittelmäßigen Mündung leichter
zu stöpfeln, und folglich ist die ganze Operation siche-
rer. Die Mirabellen und die übrigen kleineren Pflaumen, bereite ich ganz sammt dem Kern, nehme jedoch die Stängel weg, weil sie dann leichter zu
schichten sind, und nur wenige leere Räume im Geschirr lassen. Bey allen diesen Pflaumen überhaupt,
sie mögen ganz oder in zwey Theile geschnitten seyn,

gebrauche ich die nähmliche Verfahrungsart und die nähmliche Vorsicht wie bey den Aprikosen und Pfirsichen.

Birnen von allen Gattungen.

Wenn die Birnen geschält, in vier Theile zerschnitten, und von ihren Kernen sammt deren Hülse gereiniget sind, bringe ich sie in Bouteillen ꝛc. um sie in das Kochbad zu stellen. Diejenigen, welche roh gegessen werden sollen, dürfen nur bis zum Kochen des Wassers darin bleiben; welche aber bestimmt sind, gekocht zu werden, lasse ich 5 bis 6 Minuten im wallenden Kochbad. Die abgefallenen Birnen müssen eine Viertelstunde lang im kochenden Wasser gehalten werden.

Kastanien.

Ich mache den Kastanien mit der Messerspitze oben eine kleine Ritze, wie wenn man sie braten will; dann bringe ich sie in Bouteillen ꝛc. und lasse sie im Kochbad, bis dasselbe einmahl aufgewallt hat.

Trüffeln.

Wenn die Trüffeln durch Waschen und Säubern gänzlich von der Erde gereiniget sind, lasse ich mit einem Messer ganz fein die Oberfläche davon abneh-

F

men. Wie nun die Mündung der dazu bestimmten Geschirre weiter oder enger ist, lege ich sie entweder
ganz oder in Stücke zerschnitten, in dieselben. Nachdem alles gut zugestöpfelt ist 2c. stelle ich sie in das
Kochbad, und lasse sie eine Stunde lang in der Wallung desselben stehen. Es versteht sich von selbst, daß
die Trüffeln recht gesund, und so frisch als möglich
seyn müssen.

Schwämme (Champignons).

Ich nehme die Schwämme, so wie sie aus dem
Mistbeet kommen, gut ausgewaschen und fest. Nachdem sie gereiniget und gewaschen worden, setze ich sie
in einer Caserole, mit einem Stück Butter oder mit
gutem Oliven-Oehl, auf das Feuer, damit sie ihr
Wasser von sich geben, und lasse sie so lang auf dem
Feuer, bis dieses Wasser zur Hälfte eingekocht ist;
ich nehme sie dann vom Feuer, lasse sie in einer irdenen Schüssel auskühlen, bringe sie in Bouteillen 2c.
und lasse sie im Kochbad eine gute Wallung überstehen.

Trauben-Most.

Im Jahre 1808, zur Zeit der Weinlese, nahm
ich schwarze Weintrauben, die ich mit Sorgfalt aus-
gelesen hatte; ich nahm alle gefaulten und unreifen

Beeren aus denselben weg, ließ sie dann abbeeren und auf einem Haarsieb quetschen; das auf dem Sieb zurückgebliebene Mark ließ ich pressen, um den noch darin befindlichen Saft zu bekommen, und beyde Gattungen Saft, sowohl jenen vom Sieb als den von der Presse, goß ich zusammen in ein Fäßchen, wo ich ihn vier und zwanzig Stunden stehen ließ. Hierauf füllte ich ihn in Bouteillen, um ihm eine gute Wallung im Kochbade zu geben. Nachdem die Operation vollendet war, nahm ich die Bouteillen aus dem Kessel; die Wirkung des Feuers hatte das Bischen Farbe, welches der Most bey der Zubereitung angenommen hat, präcipitirt, und somit war der neue Most jetzt ganz weiß. Ich habe ihn dann in meinem Laboratorium auf Latten gestellt, wie gewöhnlichen Wein.

Alle diese Experimente habe ich am 10. September 1809, in Gegenwart der vom Minister des Innern eigens hierzu ernannten Commission wiederhohlt, die aus erfahrnen und verdienstvollen Männern bestand.

Kaffeh.

Den Freunden des Kaffehs wird es sehr angenehm seyn zu hören, daß man vermittelst meines Ver-

fahrens auch einen unendlich bessern Kaffeh erhalten
könne, als durch alle bis jetzt bekannten Mittel, deren ungeachtet man sich vergebens bemühte ihm sein
Aroma zu erhalten.

Erster Versuch.

Ich stellte ein Pfund Kaffeh auf das Feuer, bis
er kastanienbraun geworden war, stieß ihn dann in
einen Mörser *) und theilte ihn, nachdem er
durch ein Haarsieb passirt war, in drey Bouteillen von
einer halben Pinte, die ich mit frischem Wasser bis
auf drey Zoll vom Ringe füllte. Wohl verstopft, ließ
ich sie nur einen starken Waller **) im Kochbade aus=
halten, und nahm sie, als sie abgekühlt waren,
heraus. Nach dieser Behandlung ließ ich den Kaffeh
zwey Tage ruhig stehen, um ihn dann ins Klare zu
ziehen. Man kostete ihn sowohl jetzt als später mit
Sahne vermischt, und fand beyde Mahl, daß er

---

*) Die Erfahrung hat mich überzeugt, daß der im Mörser
zerstoßene Kaffeh weit mehr Wohlgeruch als der gemah=
lene habe. Dieß ist auch vermuthlich die Ursache, warum
man sich in der Levante nur des gestoßenen Kaffehs
bedient.

**) Unter einen Waller versteht man, daß das Wasser eine
Minute lang im Sieden sey, zwey Waller, zwey Mi=
nuten u. s. f.

weit mehr Aroma als auf jede andere Art bereitet, in sich enthielt.

Zwepter Versuch.

Ganz auf dieselbe Art bereitete ich aufs Neue ein Pfund Kaffeh, nur daß ich, statt frisches Wasser in die Bouteillen zu geben, einen Abfud von dem Satze nahm, der mir bey dem vorigen Klären des Kaffehs zurückgeblieben war, und den ich sechs Minuten lang hatte kochen lassen. Ich that hierauf auch diese drey Bouteillen wie die ersten in das Kochbad, ließ sie zwey Tage darin und erhielt noch einen unendlich bessern Kaffeh als der erste gewesen war. Ein voller Eßlöffel davon auf vier Loth Milch, gab eine vortreffliche Schale.

Dritter Versuch.

Ich nahm noch ein Pfund Kaffeh, das ich in vier Bouteillen von obiger Größe vertheilte und füllte sie, immer drey Zoll vom Ringe, mit dem Kaffeh des zweyten Versuchs und einem Abfud des damahligen Satzes vermischt. Nachdem ich sie im Kochbad zwey Waller hatte machen lassen, ließ ich sie wie die früheren abkühlen und zehn Tage ruhig stehen; dann zog ich sie auf drey Bouteillen ins Klare, stöpselte sie gut zu zc., gab ihnen einen Waller im Kochbad zc. und behielt sie sodann sieben Monathe in meinem Keller.

Der Extract fand sich vollkommen gut erhalten, zwey bis drey Kaffehlöffel mit dem erforderlichen Waffer waren hinreichend, die befte Taffe Kaffeh mit allem möglichen Aroma zu bereiten.

Diefe Verfuche beweifen, daß, wenn man fie noch weiter ausdehnen wollte, man fich leicht einen folchen Extract verfchaffen könnte, von dem ein einziger Kaffehlöffel voll für eine Taffe genug feyn würde, und das wäre gewiß eine außerordentliche Bequemlichkeit auf langen Reifen *).

Eine Perfon, die von einem auf diefe Art bereiteten Kaffeh täglichen Gebrauch machte, verficherte mich, daß fie dabey mehr als ein Drittel erfpare, und folcher Kaffeh weit geeigneter fey, dem Schlafe zu wehren als jeder andere. Ein fprechender Beweis feiner Stärke, die man jedoch durch Verminderung der zu nehmenden Quantität mildern kann.

Thee.

Nichts verdünftet leichter als das Aroma deffelben, worauf doch die Liebhaber deffelben einen fo

---

*) Man muß jedoch diefen Extract brauchen, ohne ihn wärmen zu laffen, denn dieß würde ganz unnöthiger Weife feine Eigenfchaft verringern, es ift fchon genug, wenn das Waffer oder die Milch, welche man dazu fchüttet, gerade den Wärmegrad hat, der zum Trinken erforderlich ift.

hohen Werth setzen. — Wir liefern hier ein Mittel
es zu erhalten.

Man schüttet in eine Bouteille von einer halben
Pinte oder in eine noch kleinere, wenn man will,
zwey Loth guten Thee, füllt sie mit Wasser und bringt
sie wohl verstopft in das Kochbad, woraus man sie
ungefähr sechs Minuten vor dem Aufsieden heraus
nimmt. Läßt man sie länger darin, so nimmt der
Thee einen etwas kräuterartigen Geschmack an, der
nicht jedermann angenehm ist.

Nach vier und zwanzig Stunden kann man sich
dieses Thees bedienen, indem man einen Kaffehlöffel
voll — mehr oder weniger, je nachdem man ihn stark
verlangt — in eine mit heißem Wasser gefüllte Thee=
kanne gibt und dann trinkt. — Nähme man sieden=
des Wasser, so würde sich ein großer Theil des Aro=
ma verflüchtigen, noch ehe man die Tasse zum Mun=
de brächte. Eine Bouteille kann nach ihrer Entstöpse=
lung einen Monath und länger dienen. Demnach
richtet man die Operation nach dem muthmaßlichen
Gebrauch im Hause oder auf Reisen.

Auf welche Art man von den zubereiteten und erhaltenen Substanzen Gebrauch macht.

Fleisch, Wildpret, Geflügel, Fische.

Rindfleisch mit seiner Brühe, das vorläufig bis zu dem gehörigen Grad gekocht, und dann die nöthige Hitze im Kochbade erhalten hat, braucht bloß bis zum gewöhnlichen Grad aufgewärmt zu werden, um sogleich Suppe und Rindfleisch zu haben.

Wirthschaftlicher und bequemer ist es, wenn man eine gute Kraftbrühe (consommé) nimmt, so wie ich sie oben angegeben habe, weil das Rindfleisch und die Kraftbrühe bloß gewärmt zu werden brauchen, und weil man sogleich eine gute Suppe erhält, wenn man die Hälfte oder zwey Dritttheile Wasser dazu gießt.

Eben so gibt eine Bouteille Kraftbrühe zu einem Litre, wenn man in dem Augenblick, wo man davon Gebrauch machen will, zwey Litres siedendes Wasser dazu gießt, zwölf Portionen guter Suppe, die nur ein wenig gesalzen werden muß. Auf solche Art kann man mit geringen Kosten immer einen kleinen Vorrath von Suppe im Hause haben, besonders in der heißen Jahrszeit und auf dem Lande, wo es so schwer ist, sich schnell gute Suppe zu verschaffen.

Alle Fleischgattungen, das Geflügel, das Wildpret, die Fische ꝛc. welche bey der Zubereitung zu drey Viertheilen gar gekocht worden sind, und die völlige Auskochung im Kochbad empfangen haben, so wie es oben angegeben worden: diese alle lasse ich beym Herausnehmen aus dem Geschirre bloß bis zu dem gehörigen Grade wärmen, um sie sodann gleich auf den Tisch zu stellen. Wenn es aber allenfalls sich ereignen sollte, daß beym Herausnehmen aus dem Geschirre, die darin eingeschlossene Eßwaare nicht genugsam gekocht wäre, welches geschehen könnte, entweder aus Fehlerhaftigkeit der vorläufigen Zubereitung, oder weil sie im Kochbad die gehörige Hitze nicht erhalten hätte: in solchen Fällen stellt man den betreffenden Gegenstand auf das Feuer, um ihn vollends auskochen zu lassen. Wenn aber der Künstler die Zubereitungen gut besorgt, wenn alles gehörig gewürzt und gekocht worden, so ist man auf alle Fälle gut und bequem daran, weil man entweder die Eßwaare bloß wärmen darf, oder sie im Fall der Noth auch kalt speisen kann. Auch ist es nicht nöthig, wie man

vielleicht glauben könnte, daß die auf solche Art zu=
bereiteten und erhaltenen Substanzen sogleich aufge=
zehrt werden, wann sie aus dem verschlossenen Ge=
schirre genommen werden. Man kann von einer Eß=
waare aus dem nähmlichen Geschirre, nachdem dieses
geöffnet worden, acht bis zehn Tage lang Gebrauch
machen, wenn man nur die Vorsicht gebraucht, den
Stöpsel sogleich wieder darauf zu stecken, sobald man
das Nöthige herausgenommen hat. So kann man sich
Geschirre von einem bis zu fünf und zwanzig Litres
und noch mehr anschaffen, je nachdem man von einem
Artikel mehr oder minder zu verbrauchen gedenkt.

Gallerte von Fleisch und Geflügel.

Eine gut zubereitete und erhaltene Gallerte nimmt
man entweder mit Vorsicht stückweise aus dem Ge=
schirre, um kaltes Fleisch damit zu belegen, oder man
läßt sie mittelst eines Kochbades im Geschirre zerflie=
ßen, wenn der Stöpsel von diesem vorher ist weg=
genommen worden, und gießt sie hernach auf eine
Schüssel, um sie wieder stocken zu lassen, ehe man
sie aufsetzt.

Es gibt eine Menge von Umständen, wo es ei=
nem Koch an den nöthigen Materialien fehlt, um
eine Sauce ꝛc. zu bereiten; mit den Essenzen von

Fleisch, Geflügel, Schinken 2c. kann er dieselbe in einem Augenblick herschaffen.

Gallerte zur Anfeuchtung der Brust.

Diese, nach der von mir angegebenen Methode zubereitete und erhaltene Gallerte gebraucht man, entweder indem man ein aus der Bouteille genommenes Stück mit siedendem Wasser auflöset, oder auch kalt, so wie sie ist, und in Portionen, wie es der Arzt nach den verschiedenen Umständen zuträglich finden wird.

Milch und Sahne.

Die Sahne, die Milch und die Molken, welche nach der von mir angegebenen Art zubereitet und erhalten sind, verwendet man zum täglichen Gebrauch gerade so, wie man sie in ihrem frischen Zustande braucht.

Da die Sahne und die Milch sich auf diese Art vollkommen gut erhalten, so kann man ohne Zweifel die Crêmes, welche man auf die Tafeln geben will, so wie diejenigen, die man als Gefrornes nimmt, nach eben dieser Methode erhalten, wenn man sie nur mit der gehörigen Vorsicht ganz so zubereitet, ehe man sie in die Bouteillen bringt. Beym Herausnehmen

braucht man nur die Bouteille zuerst zu öffnen, und
sie dann in ein gelindes Kochbad zu stellen, damit die
crême leichter aus dem Geschirre gehe. Auf diese Art
kann man also zu jeder Zeit und in wenigen Minuten
eine crême oder ein Gefrornes von crême haben.

Gemüse.

Die Gemüse, welche ohne gekocht zu werden, in
die Bouteillen, und dann nach der oben angezeigten
Art in das Kochbad kommen, müssen beym Herausnehmen aus dem Geschirre so gekocht werden, wie es
der Geschmack oder Wille eines jeden, oder auch die
Jahrszeit mit sich bringt. Hierbey ist jedoch zu bemerken, daß man die Gemüse beym Herausnehmen
aus dem Geschirre waschen muß. Um sie leichter heraus zu bringen, fülle ich sogar die Bouteille mit
lauem Wasser, und nachdem ich dieses erste Wasser
habe abtropfen lassen, wasche ich die Gemüse mit
einem zweyten etwas wärmeren Wasser, lasse es
abermahls abtropfen, und bereite dann das Gemüse
für die Tafel.

Die weißen Fisolen.

Wenn ich die weißen Fisolen aus der Bouteille
nehme, lasse ich sie, wie die frischen, in Wasser mit

ein wenig Salz etwas überkochen, ich nehme sie dann zu gehöriger Zeit vom Feuer, und lasse sie eine halbe, oder wohl auch eine ganze Stunde in diesem Sudwasser, um sie weicher zu machen; nachher bereite ich sie für den Tisch.

Die grünen Fisolen.

Wenn die grünen Fisolen durch die zum Erhalten nöthigen Zubereitungen nicht hinreichend gekocht sind, welches ihnen manchmahl wiederfährt, so wie auch den Artischocken, dem Spargel und dem Blumenkohl ꝛc. so lasse ich sie ebenfalls vorläufig noch überkochen. Wenn sie aber beym Herausnehmen aus dem Geschirre bereits genug gekocht sind, so lasse ich sie bloß mit warmen Wasser abwaschen, um sie dann zum Verspeisen zu bereiten.

Die grünen Erbsen.

Wenn die grünen Erbsen gewaschen und gleich darauf getrocknet sind (man darf dieses Gemüse nicht lange im Wasser lassen, weil es sonst viel von seinem Geschmack verliert, lege ich ein Stück gute frische Butter daran, und setze sie in einer Caserole auf das Feuer, auch gebe ich etwas Petersilie und Zwiebeln dazu; nachdem ich sie einige Mahle geschwun-

gen habe, bestäube ich sie mit ein wenig Mehl, und gleich
darauf gieße ich siedendes Wasser daran, das bis
auf ihre Oberfläche reicht; so lasse ich sie eine gute
Viertelstunde kochen, bis nur noch wenig Sauce da
ist; dann streue ich Salz und ein wenig Pfeffer daran, und lasse sie auf dem Feuer, bis diese eingekocht sind; gleich darauf nehme ich sie vom Feuer,
und lege (auf die Quantität von einer Bouteille voll)
ein Stück frische Butter von einer Nuß groß und einen Eßlöffel voll gestoßenen Zucker daran; ich stelle
sie nicht mehr auf das Feuer, schwinge sie aber stark,
bis die Butter zerschmolzen ist, und dann gebe ich sie
in einer gewärmten Schüssel auf den Tisch. Ich habe
öfter bemerkt, daß, wenn man den Zucker auf die
grünen Erbsen gibt, so lange sie noch auf dem Feuer
stehen, und sie nur einmahl aufwallen läßt, die Erbsen sich verhärten, und daß sich die Sauce gänzlich
von ihnen scheidet. Den Zucker und das letzte Stück
Butter soll man also erst daran thun, wenn man sie
bereits vom Feuer weggenommen hat, und im Begriff ist, sie auf den Tisch zu stellen. Auf diese Art
allein werden sie gut. — Es gibt noch eine andere
Art, die grünen Erbsen gut zu bereiten, und diese
besteht darin: man läßt diese Erbsen ohne weiters
im Wasser sieden; wenn sie gekocht sind, nimmt man

sie aus dem Wasser, und rührt sie mit einem Stück guter frischer Butter, mit Salz, Pfeffer und Zucker zusammen auf einem sehr gelinden Feuer einige Mahle um, worauf man sie in einer sehr heiß gemachten Schüssel sogleich auf den Tisch stellen kann. Es ist hierbey zu bemerken, daß die grünen Erbsen niemahls mit ihrer Zurichtung aufkochen müssen, weil sonst die Butter davon verdirbt, und der Zucker die Erbsen auflöst, daß sie zerfließen.

Spargel, Artischocken, Blumenkohl.

Man wäscht sie gewöhnlich, ehe man sie zubereitet. Man kann die oben genannten, und alle Gattungen von Gemüse würzen und zurichten, wie man es thut, wenn man sie sogleich speisen will, läßt sie kalt werden, gibt sie in Bouteillen, die man zustöpselt ꝛc. Man kann sie dann eine halbe Stunde lang im wallenden Kochbad lassen, und auf diese Art hat man ein vollständig zubereitetes, gut erhaltenes Gemüse, das man in jedem Augenblick genießen kann, ohne daß dabey weiter etwas nothwendig ist, als es zu wärmen; auch gibt es ja wohl Fälle, wo man einige dieser Gemüse kalt essen kann, und somit auf Land- und Seereisen aller Umständlichkeiten überhoben ist.

Zichorie und Spinat.

Die Zichorie und den Spinat bereite ich, wie es gewöhnlich ist; jede Bouteille von einem Litre enthält zwey bis drey Portionen von jedem dieser Gemüse. Wenn ich nur eine Portion brauche, so stöpsle ich die Bouteille wieder zu, und spare den Ueberrest auf einen andern Tag.

Wurzelsuppe.

Die Wurzelsuppe, die durchgeschlagenen Linsen, gelben Rüben, Zwiebel ꝛc. wenn sie gut zubereitet werden, geben vortreffliche Suppen, die wenig kosten, und augenblicklich gemacht werden können.

Alle mehlichten Substanzen, wie Grütze, Reis, Spelz ꝛc. und überhaupt alle nahrhaften und leicht verdaulichen Mehlspeisen, können mit Fleischbrühe oder Wasser, auch sogar mit Milch zubereitet werden, ehe man sie zum Erhalten zurichtet, um sie im Nothfall bey Seereisen, oder bey den Armeen sogleich genießbar zu haben.

Die Liebesäpfel.

Die nach meiner Vorschrift erhaltenen Liebesäpfel, können auf die nähmliche Art verbraucht werden, wie zur Zeit ihrer natürlichen Reife; sie brauchen

beym Herausnehmen aus der Bouteille bloß gewärmt
und gehörig zugerichtet zu werden. Eben so kann
auch der erhaltene Sauerampfer wie der frisch gepflückte verwendet werden.

———————

Die Pfeffermünze.

Die Pfeffermünze und alle Pflanzen, die sich in
Zweigen erhalten lassen, so wie auch die Kräuter-
säfte, werden nach der Einsicht des Eigenthümers
ohne Schwierigkeit verwendet werden können.

———————

Die Früchte.

Die Art, von den nach meiner Methode erhaltenen Früchten Gebrauch zu machen, besteht darin:
Erstens, daß man jede Frucht, so wie sie aus der
Bouteille kömmt, in eine Compotschüssel lege, ohne
Zucker hinzu zu thun, weil viele Personen, besonders die Damen, die Früchte mit ihrem natürlichen
Saft vorziehen; daneben stellt man ein anderes Geschirr mit Trauben=Syrup, oder mit Zucker für die
Liebhaber. Ich habe aus Erfahrung gefunden, daß
der Trauben=Syrup das Würzhafte und die angenehme Säure der Früchte ungleich besser erhält als
der Zucker. Dieß ist die einfachste und wirthschaftlich-
ste Art vortreffliche Compote zu machen, und um so

bequemer, weil jedermann nach seinem Geschmack, mehr oder weniger Zucker dazu nehmen kann. Zweytens, um gezuckerte Compote zu machen, nehme ich ein Pfund von den erhaltenen Früchten, was es immer für eine Gattung ist, sammt ihrem Saft aus der Bouteille, und setze sie mit vier Unzen Trauben-Syrup in einer Pfanne auf das Feuer. Sobald sie zu sieden anfangen, stelle ich sie vom Feuer weg, und nehme mit einem Stück Löschpapier, womit ich die Oberfläche berühre, den Schaum weg; sobald ich abgeschäumt habe, nehme ich die Frucht sachte aus dem Syrup, und lege sie in die Compotschüssel; den Syrup lasse ich auf dem Feuer noch bis zur Hälfte einkochen, und gieße ihn dann über die in der Schüssel befindliche Frucht. Die auf diese Art zugerichteten Früchte sind hinlänglich gezuckert, und eben so schmackhaft, als ein von frischen Früchten gemachtes Compot.

Compote mit Branntewein.

Um ein Compote mit Branntewein zu machen, sey es nun von Kirschen, Aprikosen, Reine-Claudes, Birnen, Pfirsichen, Mirabellen ꝛc. nehme ich ein Pfund von der dazu bestimmten Frucht sammt ihrem Saft, und stelle sie mit einem Viertelpfund Trauben-Syrup auf das Feuer. Wenn sie zu kochen beginnt, schäume ich sie ab; dann nehme ich die Frucht sachte aus dem Syrup, und lege sie in eine Schüssel, den Syrup aber lasse ich noch auf dem Feuer, bis daß er auf ein Viertheil seines Inhalts eingekocht ist; dann nehme ich ihn vom Feuer, und gieße ein Glas von gutem Branntewein dazu; nachdem ich beydes gut durch einander gemengt habe, gieße ich diesen Syrup heiß über die in der Schüssel befindliche Frucht, und decke sie sogleich recht gut zu, damit dieser Syrup besser in die Frucht eindringe.

Auf die nähmliche Art kann man auch mit erhaltenen Birnen und Pfirschen, geröstete Compote, oder Compote mit Burgunderwein und Zimmet ꝛc. machen.

Marmeladen.

Ich mache Marmeladen aus Aprikosen, Pfirschen, Reine-Claudes und Mirabellen auf folgende Art. Ich lege zu einem Pfund von erhaltenen Früchten, ein halbes Pfund Trauben-Syrup, und lasse beydes zusammen auf einem starken Feuer kochen, rühre es aber mit einem Spatel fleißig um, damit sich die Frucht nicht anbrenne; nachdem diese Marmelade zu einer leichten Stockung eingekocht ist, nehme ich sie vom Feuer weg, weil die eingemachten Früchte immer um so besser sind, je weniger sie gekocht

sind. Da die erhaltenen Früchte die Bequemlichkeit
haben, daß man nur so viel davon einmachen kann,
als man so eben braucht, so hat man mittelst derselben stets gute und frische Confitüren.

Sulzen von Johannisbeeren.

Die Art, aus dem erhaltenen Saft von Johannisbeeren eine Sulze zu machen, ist ganz einfach.
Auf ein Pfund von diesem Saft (den ich mit etwas
Himbeerensaft würze) nehme ich ein halbes Pfund
Zucker. Nachdem ich den Zucker geläutert und habe
abkochen lassen, gieße ich den Saft daran, lasse
ihn drey oder vier Mahl aufwallen, und wenn er in
kleinen Scheibchen, von der Größe einer Linse, vom
Schaumlöffel fällt, nehme ich ihn vom Feuer weg,
und gebe ihn in Töpfe 2c.

Syrup von Johannisbeeren.

Um diesen Syrup zu machen, lasse ich den Saft
dieser Frucht auf dem Feuer hitzen, bis er anfangen
will aufzukochen; dann nehme ich ihn vom Feuer,
und laß ihn durch den Filtrirsack laufen. Durch dieses Mittel erhalte ich ihn klar, und ohne seinen
Schleim; sobald er durchgelaufen ist, setze ich ein
halbes Pfund Trauben-Syrup auf ein Pfund Früchte

gerechnet, beydes zusammen auf das Feuer. Wenn
es bis zur Consistenz eines leichten Syrups eingekocht
ist, nehme ich es vom Feuer, laß es auskühlen, und
fülle es in Bouteillen.

Ein sehr einfaches und wohlfeiles Mittel, den
Johannisbeeren-Saft zu genießen, wie den Saft aller Früchte, deren man sich bedient, um säuerliche
Kühltränke zu machen, besteht darin: daß man zu
einem Glas Wasser, welches mit ein Bischen Trauben-Syrup gezuckert worden, einen Eßlöffel voll Johannisbeersaft, oder jeden andern beliebigen Saft, so
wie er aus der Erhaltungs-Bouteille kommt, nimmt,
und beyde in ein zweytes Glas gießt, um es dann
zu trinken. Auf diese Art kann man stets solche Säfte
in seinem Hause haben, oder sie sich für ein kleines
Geld anschaffen. So brauche ich seit funfzehn Jahren den Johannisbeersaft, und mache diesen Kühl-
trank oft ohne allen Syrup oder Zucker.

Gefrornes.

Ich habe Gefrornes von Johannisbeeren, Himbeeren, Aprikosen, Pfirsichen und Erdbeeren, welche
nach meiner Methode erhalten waren, auf die nähmliche Art gemacht, wie man es aus diesen Früchten
macht, wenn sie frisch sind.

Ich habe diese Experimente gemacht, ehe man noch den Trauben-Syrup brauchte; gegenwärtig, da dieses Product bereits zu seiner Vollkommenheit gebracht worden ist, wird der säuerliche Trauben-Syrup, bey der Verfertigung der Gefrornen aus Früchten, bald mit Vortheil den Zucker ersetzen. Ich habe schon weiter oben bemerkt, und wiederhohle es nochmahls: der Trauben-Syrup erhält das Würzhafte (das Aroma) aller Früchte besser, als der Zucker; denn dieser maskirt den eigenthümlichen Geschmack der Früchte auf einen solchen Grad, daß man bey jedem Fruchtgefrornen Zitronensaft dazu nehmen muß, um das Würzhafte desselben für den Gaumen fühlbar zu machen. Wenn man also in der Zukunft den säuerlichen Trauben-Syrup brauchen wird, so kann man die Zitronen entbehren, und das Gefrorne aus Früchten wird nur um so schmackhafter seyn. Den süßen Trauben-Syrup wird man mit Vortheil bey den Gefrornen mit Creme brauchen können.

Liqueurs (gebrannte Wasser).

Ich habe mit den Säften erhaltener Früchte, die mit Trauben-Syrup gezuckert waren, verschiedene Liqueurs gemacht, und sie waren eben so gut, als die gewöhnlichen.

Die einfachen und leichten Mittel, welche ich über
die Zubereitung der erhaltenen Früchte zum täglichen
Gebrauch angezeigt habe, beweisen hinlänglich, daß
diese eben so sichere als nützliche Methode große Er=
sparungen beym Verbrauch des Zuckers bewirken wird.
Leute die vermöge ihres Standes in der Nothwendig=
keit sind, für den Sommer große Vorräthe von Zu=
cker zu Syrup, zu eingemachtem Obst, zu Liqueurs,
oder zu Gegenständen der Apotheke anzuschaffen, wer=
den in Zukunft dessen enthoben seyn, sie werden sich
damit begnügen können, zu der gehörigen Zeit einen
Vorrath von Früchten anzuschaffen, und sie nach mei=
ner Methode zu erhalten, um sie nur beym augen=
blicklichen Gebrauch mit Zucker zu bereiten. Hieraus
wird erfolgen, daß der größte Theil der auf solche
Art erhaltenen Früchte mit sehr wenigem Zucker, oder
gänzlich ohne denselben wird genossen werden, daß
viele dieser Früchte mit Trauben=Syrup werden zu=
bereitet werden, und daß man den Zucker nur noch
bey einigen unentbehrlichen Gegenständen, zur Be=
friedigung alter Gewohnheiten und des Luxus einiger
Tafeln verbrauchen wird.

Es wird daraus erfolgen, daß man in einem gu=
ten Obstjahre keinen Zucker wird anschaffen müssen,
um für den Fall eines Mißjahres einen Vorrath zu

haben; und daß man bey Früchten, die zwey, drey und vier Jahre lang erhalten sind, mit wenigen Unkosten den nähmlichen Genuß haben wird, wie in fruchtbaren Jahren.

Kastanien.

Die nach meiner Methode erhaltenen Kastanien tauche ich in frisches Wasser, hierauf bestreue ich sie mit ein wenig feinem Salz, und laß sie in einer Pfanne bey starkem Feuer braten; man kann allenfalls unterlassen, sie ins Wasser zu tauchen, und mit Salz zu bestreuen, aber auf starkem Feuer müssen sie allemahl gebraten werden.

Die erhaltenen Trüffeln und die Champignons bereite ich ganz so zu, wie wenn sie erst frisch in meine Hände gekommen wären.

Trauben-Most.

Als ich meine ersten Experimente machte, um den Trauben-Most in seinem frischen Zustande zu erhalten, kannte ich des Herrn Parmentier Unterricht über die Mittel, den Zucker in der Arzeney und im hauswirthschaftlichen Gebrauch zu ersetzen, noch nicht. In diesem vortrefflichen Unterricht habe ich die Mittel kennen gelernt, zwey hundert Bouteillen Trauben=Most, die ich sechs Monathe vorher zum Erhalten zubereitet hatte, zu neuen Experimenten zu verwenden.

1. Habe ich sehr guten Trauben=Syrup gemacht, indem ich die Vorschrift des Herrn Parmentier befolgte, welche folgende ist:

Zubereitung des Trauben=Syrups.

» Man nimmt vier und zwanzig Pinten *) Most, wovon man die Hälfte in einem auf dem Feuer stehenden Kessel gießt, aber dabey verhüthet, daß er nicht in eine zu starke Wallung gerathe. Man gießt immer neuen Most zu, so wie der im Kessel befindliche ausdampft. Man schäumt ihn ab, und rührt ihn auf der Oberfläche um, damit die Ausdampfung vermehrt werde. Wenn nach und nach der ganze Ueberrest des Mostes in den Kessel gegossen worden ist, schäumt man ihn ab, nimmt den Kessel vom Feuer, und thut Laugen=Asche in einem Säckchen eingebunden dazu, oder zerstoßene und vorher in ein wenig Most aufgelöste Kreide, bis der Most, den man immer umrühren muß, gänzlich zu wallen aufhört. Durch dieses Mittel scheidet oder neutralisirt man die in der Traube enthaltenen Säuren; man erkennt,

---

*) Eine französische Pinte ist ungefähr eine halbe Maß.

daß der Saft keine Säure mehr habe, wenn ein darein getauchtes blaues Papier sich nicht mehr roth färbt. Hierauf stellt man den Kessel neuerdings auf das Feuer, wenn man ihn vorher einen Augenblick hat absetzen lassen, und man gießt zwey abgerührte Eyweiß hinein. Man filtrirt den Most durch einen wollenen Zeug, der auf eine Rahme von zwölf bis funfzehn Zoll ins Gevierte gespannt ist, so daß er wenig Platz einnimmt; man läßt ihn neuerdings aufkochen, und setzt die Ausdampfung fort. «

»Um zu wissen, ob der Syrup ausgekocht ist, läßt man mit einem Löffel etwas davon auf einen Teller fallen; wenn der Tropfen fällt, ohne aufzuspritzen, und ohne sich auszudehnen, oder wenn man ihn in zwey Theile theilt, und diese Theile sich nur langsam wieder nähern, dann hat er die gehörige Consistenz. «

»Man gießt ihn in ein irdenes Gefäß, das keine Glasur hat, und wenn er vollkommen ausgekühlt ist, gießt man ihn in Bouteillen von mittelmäßiger Größe, die reinlich, trocken und gut zugestöpselt seyn müssen, und stellt ihn dann in den Keller. Eine Bouteille, aus welcher einmahl etwas herausgenommen worden ist, darf nicht lange halb geleert bleiben, auch muß man sie immer umgestürzt stellen, so oft man etwas herausgenommen hat. «

»Es ist nicht möglich genau zu bestimmen, welche Quantität Asche oder Kreide man nehmen muß; auf jeden Fall aber wird es nicht schaden, etwas mehr zu nehmen, weil der Ueberrest mit den übrigen unauflösbaren Salzen und dem Schaum auf dem Filtrirzeug bleibt.«

»Wenn man in der Absicht diesen Syrup desto länger zu erhalten, ihn zu viel kochen ließ, so würde man sich irren, denn er würde sich bald am Boden der Bouteillen krystallisiren und wässerig werden. Im entgegen gesetzten Falle aber, wenn man ihn nicht genugsam abdampfen ließe, würde er bald in Gährung gerathen. Wer ein Paar Mahl mit Aufmerksamkeit diesen Syrup macht, wird aus der Erfahrung am besten lernen, wie lange man ihn muß kochen lassen.«

Syrupe und Liqueure.

Mit eben diesem Syrup habe ich die Compote, die Confitüren, die säuerlichen Syrupe und Kühltränke, so wie auch die Liqueurs von allen jenen Früchten zubereitet, deren ich erwähnt habe.

2. Mit dem nähmlichen Most habe ich nach der nähmlichen Verfahrungsart Syrup gemacht, jedoch mit der Ausnahme, daß ich diesen letztern nur leicht

habe kochen lassen, das heißt, eine Viertelstunde weniger als den erstern, weil ich die Probe machen
wollte, ob er sich erhalten würde, wenn ich nach der
gewöhnlichen Art die Wärme des Kochbades auf ihn
anwendete. Nachdem also mein Syrup auf solche
Art zubereitet, und dann abgekühlt war, goß ich ihn
in drey Halbbouteillen, wovon ich die eine ganz, die
zweyte zur Hälfte, und die dritte nur zu einem Viertheil damit anfüllte; nun stöpfelte ich sie, verband
sie mit Draht ꝛc. und stellte sie in das Kochbad,
worin ich sie aber nur ließ, bis es zu wallen anfing.
Nachdem alles vorbey war, bemerkte ich ganz und
gar keinen Unterschied zwischen der vollen, und den
übrigen zwey Bouteillen, und alle drey haben sich
vollkommen erhalten.

3. Ich nahm sechs Pinten von erhaltenem Trauben-Most, zu welchen ich zwey Pinten guten alten
Branntewein zu zwey und zwanzig Graden, und zwey
Pfund von dem von mir zubereiteten Trauben-Syrup
that, und alles recht gut unter einander mengte. Aus
dieser Mixtur habe ich, mittelst einer Infusion von Apri-
kosen-Kernen, von Krausemünze, von Pomeranzen-
blüthe und von Badian, viererley Liqueure gemacht,
welche, nachdem sie gut filtrirt waren, sehr gut und
hinlänglich süß befunden worden sind.

4. Ich nahm zwey Bouteillen von erhaltenem Most, machte sie auf, und goß den Most in zwey andere reine Bouteillen, die ich zustöpselte, und mit Draht verband; diese beyde Bouteillen ließ ich zehn Tage lang aufrecht stehen; nach dieser Zeit schlug der Most die Stöpsel aus, wie der beste Champagner-Wein, und moussirte eben so.

5. Dieses letztere Experiment habe ich auf die nähmliche Art noch einmahl wiederhohlt. Da ich nach zwölf bis vierzehn Tagen keine Gährung in den Bouteillen bemerkte, machte ich sie auf, um ihnen Luft zu geben, und goß einen Eßlöffel voll erhaltenen Himbeerensaft hinein. Hierauf stöpselte ich sie wieder, verband sie mit Draht, und ließ sie noch acht Tage stehen; nach dieser Zeit schlugen sie den Stöpsel aus, moussirten vollkommen, und hatten einen sehr angenehmen Geschmack.

Bier.

Jedermann kennt die Schwierigkeit und sogar Unmöglichkeit dieses der Gesundheit zuträgliche, und für die Haushaltung vortheilhafte Getränke aufzubewahren*). Das Zerbrechen der Bouteillen durch die hitzige

---

*) Herr Appert glaubt die Hauptursache, warum sich das französische Bier nicht lange aufbewahren lasse, darin

Gährung desselben, erhöht den Preis bedeutend, und am Ende ist es beynahe immer nach einigen Monathen sauer oder schaal. — Um diesen Unbequemlichkeiten abzuhelfen, stellte ich folgende Versuche an:

Ich zog Bier wie es aus dem Bräuhause kam, in Bouteillen, ließ es ruhig stehen und recht klar werden, und stöpselte es dann zu rc. um ihm eine starke Wallung des Kochbades rc. zu geben. — Nach einem Jahre öffnete ich eine dieser Bouteillen, und fand das Bier so gut, als am Tage der Bereitung.

Ich goß ungefähr das Drittel aus der Bouteille, stöpselte sie dann wieder zu, und ließ sie in meinem Zimmer aufrecht stehen, um zu sehen, ob die Luft, die nun darin eingeschlossen war, eine Gährung hervorbringe. Drey Monathe hindurch blieb das Bier vollkommen ruhig und eben so genießbar, als an dem Tage, da die Bouteille zum ersten Mahle geöffnet wurde; es zeigte sich auch nicht der geringste Ansatz von Gährung.

Es sind schon einige Jahre, daß ich, um mich

---

zu finden, daß es gewöhnlich sehr leicht ist, und beruft sich dabey auf die holländischen und englischen Biere, die unendlich stärker und ausgekochter sind. — Wo mag wohl der Fehler an unserm Biere seyn?
Anmerk. des Uebersetzers.

deutlicher vom Einfluß des Wärmestoffs auf die, für
alle Gährung am meisten empfänglichen Substanzen
zu überzeugen, auf eben die Art Bierhefen behan=
delte und diese bleiben und sind noch seit achtzehn
Monathen, daß ich die Bouteille aufmachte und ohne
besonderer Sorgfalt wieder zustöpfelte, gut, ohne den
mindesten Schein von Gährung zu zeigen.

Diese Versuche beweisen, daß man durch dieses
neue Verfahren sich nicht nur überall und zu jeder
Zeit ein vortreffliches Bier, nach Verlauf mehrerer
Jahre noch eben so gut, als aus dem Bräuhause ge=
kommen, verschaffen könne, sondern auch, daß die
Bräuer auf dieselbe Art die Mittel erhalten, Bier für
die Pflaumen= und Zwetschkenmonathe, eine Jahrszeit,
in der es fast immer seine Güte verliert, aufzubewahren.

Wirklich scheint es gewiß, daß Bier, welches im
Kochbade war, gleichviel ob in Bouteillen oder großen
Flaschen, nachdem es eine kurze Zeit wohl verstopft
war, wieder in Fässer gethan werden kann, und sich
lange gut erhalten wird.

Es bedarf nur eines Versuches dieser Art, um
sich über eine Thatsache, die ich in Voraus verbürgen
möchte, zu versichern.

Die Liebhaber von moussirendem Biere werden
sich zwar über die Einführung dieser Methode bekla=

gen, um sie aber zufrieden zu stellen, wird man ih=
nen entweder ein besonderes brauen, oder etwas
moussirendes Bier zu dem aufbewahrten gießen, um
letztes in Gährung zu bringen. — Der Erfindungs=
geist wirkt täglich neue Wunder.

Aus der umständlichen Darstellung aller dieser
Experimente ersieht man, daß sich diese neue Erhal=
tungs=Methode auf ein einziges Princip gründet,
nähmlich auf die Anwendung des Wärmestoffes auf
die verschiedenen Substanzen, in einem ihnen zuträg=
lichen Grade, nachdem man sie vorläufig, so viel als
möglich, gegen die Berührung der äußeren Luft ge=
schützt hat *). Es ist hier nicht darum zu thun, wie

---

*) Auf den ersten Anblick könnte man glauben, daß eine
  Substanz, sie möge nun roh, oder auf dem Feuer zu=
  bereitet seyn, wenn man sie in luftleere Bouteillen
  schließt, und dieselben vollkommen gut verstopft, sich
  auch ohne Anwendung des Wärmestoffes im Kochbad
  erhalten würde: allein dieß ist ein Irrthum, denn alle
  von mir gemachten Experimente haben bewiesen, daß
  die zwey wesentlichen Puncte, die vollkommene Ver=
  wahrung vor der Berührung der äußeren Luft (die
  in der Bouteille befindliche Luft darf uns keine Sorge
  machen, denn sie wird durch die Wirkung des Feuers
  ohnmächtig gemacht) und die Anwendung des Wärme=
  stoffes im Kochbad, beyde zur vollkommenen Erhal=
  tung der Nahrungssubstanzen unumgänglich nothwen=
  dig sind.

bey den Experimenten der Chemifer von Bordeaux, die Verbindung der animalischen Substanzen zu zerstören; von einer Seite die thierische Gallerte, und von der andern die alles Saftes beraubte, und einem gegärbten Leder ähnliche Fiber zu haben. Es ist hier nicht darum zu thun, wie bey den Suppen=Täfelchen, oder Suppen=Zeltchen, mit großen Koften einen zähen Leim zu bereiten, der mehr taugt den Magen zu verderben, als ihm eine heilfame Nahrung zu gewähren.

Das Problem bestand darin, alle Nahrungs= Substanzen mit den ihnen eigenthümlichen Bestandtheilen und Eigenschaften zu erhalten. Dieses Problem habe ich aufgelöst, wie es durch meine Experimente erwiesen ist *).

---

*) Aufgeflärte Männer, die aber vielleicht zu sehr am Syftemengeift und an Vorurtheilen hängen, haben sich gegen meine Methode erklärt, und die Sache für unmöglich ausgegeben. Ist es denn aber nach den Grundfäßen einer gefunden Physif fo gar schwer, die Ursachen der durch meine Verfahrungsart erzielten Erhaltung der Nahrungs=Substanzen zu erklären? Sieht man denn nicht, daß die Anwendung des Wärmeftoffes vermöge des Kochbades ganz gelinde eine Zerschmelzung der Gährung machenden Grundftoffe bewirken muß, fo daß dann kein überwiegendes Gährungsmittel mehr übrig bleibt? Dieses Uebergewicht ist

H

Auf die Lösung dieses Problems habe ich zwanzig Jahre lang meine Bemühungen, meine Speculationen und mein Vermögen verwendet. Ich fühle mich

---

eine wesentliche Bedingung, wenn die Gährung, wenigstens mit einer gewissen Schnelligkeit vor sich gehen soll. Da auch die Luft, ohne welche es keine Gährung gibt, ausgeschlossen ist: so sind schon zwey wesentliche Ursachen vorhanden, welche das Gelingen meiner Methode erklären können, deren Theorie natürlich die Folge der practisch angewandten Mittel ist.

Wenn man alle bekannten Methoden, alle Experimente und Beobachtungen, aus älteren und neueren Zeiten, über die Mittel zur Erhaltung der Eßwaaren, mit einander vergleicht, so wird man allenthalben das Feuer als das vorzüglichste Mittel finden, welches sowohl auf die Dauer als auf die Erhaltung der vegetabilischen und animalischen Producte wirkt.

Fabroni hat bewiesen, daß die auf den Traubenmost angewandte Hitze das Ferment jenes **Vegetal-Thieres** zerstöre, welches der Hauptgährungsstoff ist. Thenard hat ähnliche Experimente mit Johannisbeeren, Kirschen und anderen Früchten gemacht. Die Experimente der HH. Vilaris und Cazales in Bordeaux, welche Fleisch durch Dampfmaschinen ausgetrocknet haben, beweisen ebenfalls, daß die Anwendung der Hitze die wirkenden Ursachen der Fäulniß zerstöre.

Die Austrocknung, die Kochung, die Ausdampfung, die kaustischen oder einsaugenden Substanzen, welche man zur Erhaltung der Nahrungs-Producte anwendet, beweisen sämmtlich, daß der Wärmestoff die nähmlichen Wirkungen hervorbringe ꝛc.

glücklich, etwas zum Wohl meiner Mitbürger und
der Menschheit beygetragen zu haben. Uebrigens ver-
traue ich auf die Gerechtigkeit, auf die Großmuth
und die Einsichten einer Regierung, welche alle nützliche Erfindungen aufmuntert und schützt. Diese wird
einsehen, daß dem Erfinder dieser Erhaltungsmetho-
de seine Erfindung selbst keine Entschädigung für seine
Mühe und seine Unkosten gewähren kann. Der wich-
tigste und hauptsächlichste Gebrauch dieser Entdeckung
ist für bürgerliche und militärische, besonders aber
für Matrosen-Spitäler.

Allgemeine Anmerkungen.

Die Bouteillen und alle übrigen, zur Erhaltung der Nahrungs-Substanzen, taugliche Geschirre, fordern nur Anfangs einige Auslagen, man kann sie immer wieder brauchen, wenn man sie nur sauber auswäscht, sobald sie leer sind. Die guten Stöpsel, der Bindfaden, der Draht, machen keine großen Unkosten. Wenn diese Methode einmahl bekannt seyn wird, so werden die dazu brauchbaren Bouteillen und Flaschen, die Stöpsel von verschiedener Größe, und der nöthige Draht bald zu haben seyn. Es wird besser seyn, daß man die Stöpsel vor den Bouteillen kaufe, damit man von diesen letztern keine anderen nehme, als die solche Mündungen haben, wie sie zu den schon vorhandenen Stöpseln passen; denn es kann sonst geschehen, was auch mir geschehen ist, daß man gerade keine Stöpsel von der nöthigen Größe finde.

Die Art gut zu stöpseln fordert nur einige Uebung. Wenn man einmahl ein Dutzend Bouteillen mit der gehörigen Festigkeit und Genauigkeit zugestöpselt hat, lernt man ganz fertig mit den Gläsern umzugehen. Man füllt ja täglich und allenthalben Weine, Liqueure &c. in Bouteillen, die weite Reisen zu Wasser und zu Lande machen müssen; sogar Flaschen von vierzig bis fünf und vierzig Litres Inhalt, mit Oehl,

Vitriol und anderen flüssigen Dingen gefüllt, werden weit verschickt. Eben dieses wird man also auch mit animalischen und vegetabilischen Producten, in gläsernen Geschirren eingeschlossen, zu Stande bringen, sobald man sie mit gehöriger Fertigkeit und Aufmerksamkeit behandelt. Zwar wird dieses oft vernachlässiget, und darum verderben oft auch kostbare Liqueure, bloß weil sie nicht gut zugestöpselt waren.

Nach allen von mir beschriebenen Experimenten wird denn nun wohl niemand mehr zweifeln, daß die Ausübung dieser Methode, welche mit der größten Wohlfeilheit einen bis jetzt unerwarteten Grad von Vollkommenheit verbindet, folgende Vortheile gewähre:

1. Den Vortheil, die Consumtion des gewöhnlichen Zuckers beträchlich zu vermindern, und die Fabriken des Trauben=Syrupps empor zu bringen.

2. Den Vortheil, allenthalben und in allen Jahrszeiten die Nahrungs= oder medizinischen Producte, deren man nöthig hat, zum Gebrauch zu erhalten: Gegenstände, die zu gewissen Zeiten oder in gewissen Gegenden oft sehr häufig und wohlfeil sind, bey anderen Umständen aber doppelt und vierfach im Preise steigen, oder auch wohl für gar keinen Preis zu haben sind, wie zum Beyspiel Butter, Eyer rc.

3. Den Vortheil, den Civil= und Militär=Spitälern, ja den Armeen selbst Aushülfsmittel zu verschaffen, deren Herzählung zu weitläufig und unnütz seyn würde. Die größten Vortheile dieser Methode aber sind für die Marine, wo die schlechte Nahrung,

und die daraus entstehenden Krankheiten, besonders
der Scorbut, mehr Menschen aufreiben, als die
Schiffbrüche und die Gefechte.

4. Die Heilkunde wird in dieser Methode besondere Mittel finden, der leidenden Menschheit beyzu-
stehen, durch die Leichtigkeit nähmlich, allenthalben
und zu allen Jahrszeiten, die animalischen Substanzen, so wie die Vegetabilien sammt ihren Säften,
mit allen ihren natürlichen Eigenschaften und Heil-
kräften gut erhalten zur Hand zu haben; durch eben
dieses Mittel wird sie kostbare Vortheile daraus ziehen, daß sie die Producte entfernter Länder in ihrem
frischen Zustande haben kann.

5. Für die Producte Frankreichs wird durch diese
Methode ein neuer Industrie-Zweig entstehen, vermöge der Ausfuhr in fremde, und der Einfuhr in die
inneren Provinzen, von Gegenständen, welche die
Natur nur in entlegenen Ländern hervorbringt.

6. Diese Methode wird die Ausfuhr von Weinen
erleichtern, die sich zu Hause kaum ein Jahr halten,
und zwar ohne von der Stelle bewegt zu werden;
da sie hingegen, nach meiner Methode behandelt, in
fremde Länder können geführt werden, und sich mehrere Jahre lang halten.

Diese Erfindung wird endlich auch das Gebieth
der Chemie bereichern, und ein Gemeingut aller Na-
tionen werden, welche die kostbarsten Früchte daraus
ziehen werden.

Der Minister vom Innern
an Hrn. Appert.

Paris, den 30. Januar 1810.

Zweyte Abtheilung.
Büreau der Künste und Manufacturen.

» Mein Büreau consultativ der Künste und Manufactu-
» ren hat mir von der Untersuchung Bericht erstattet,
» welche es über Ihre Verfahrungsart zur Erhaltung der
» Früchte, der Gemüse, des Fleisches, der Fleischbrühen,
» der Milch ꝛc. vorgenommen hat; und nach seinem Be-
» richte kann die Richtigkeit dieser Verfahrungsart weiter
» in keinen Zweifel gezogen werden. Da die Erhaltung
» der animalischen und vegetabilischen Substanzen bey See-
» reisen, in den Spitälern und in der Hauswirthschaft,
» vom größten Nutzen seyn kann: so habe ich geglaubt,
» daß Ihre Entdeckung einen besonderen Beweis von der
» Gewogenheit des Gouvernement verdiente, und habe dem
» zu Folge den von meinem Büreau consultativ getha-
» nen Vorschlag genehmigt, Ihnen eine Aufmunterung von
» zwölftausend Franken zu bewilligen. Bey dieser Entschlie-
» ßung hatte ich erstens zur Absicht, Ihnen die Beloh-
» nung angedeihen zu lassen, welche den Urhebern nützli-
» cher Erfindungen gebührt; und dann, Sie für die Un-

» Kosten zu entschädigen, die Sie aufwenden mußten, theils
» um Ihre Werkstätten anzulegen, theils um die Experi-
» mente anzustellen, welche nöthig waren, die Wirklichkeit
» Ihrer Erfindung zu bestätigen. Der Chef von der Abthei-
» lung der Comptabilität meines Ministeriums wird Ihnen
» unverzüglich den Tag bestimmen, an welchem Sie sich
» beym öffentlichen Schatz melden können, um die zwölf-
» tausend Franken in Empfang zu nehmen, welche ich Ihnen
» bewilliget habe. «

» Es hat mir geschienen, daß es von erheblichem Nu-
» tzen wäre, die Kenntniß Ihrer Procedur zur Erhaltung
» der animalischen und vegetabilischen Substanzen unter das
» Publikum zu verbreiten. Ich fordere Sie also auf, nach
» dem von Ihnen selbst gethanen Vorschlag, eine genaue
» und umständliche Beschreibung Ihrer Verfahrungsart zu
» verfassen, diese Beschreibung, welche Sie meinem Bü-
» reau consultativ der Künste und Manufacturen zu über-
» geben haben, wird von demselben untersucht, und dann
» auf Ihre Kosten gedruckt werden; und Sie haben in
» der Folge zweyhundert Exemplarien davon an mich ab-
» zuliefern. Da die Ablieferung dieser Exemplarien die
» einzige Bedingung ist, welche Sie für die Bezahlung der
» Ihnen bewilligten zwölftausend Franken zu erfüllen ha-
» ben, so zweifle ich nicht, daß Sie dieselbe ungesäumt in
» Erfüllung bringen werden. Ich erwarte, daß Sie mir
» den Empfang dieses Schreibens anzeigen.

» Empfangen Sie die Versicherung meiner ausgezeich-
» neten Achtung

Montalivet.”

Büreau consultativ

der Künste und Manufacturen.

» Die Unterzeichneten, Mitglieder des Büreau consul-
» tativ der Künste und Manufacturen beym Minister des
» Innern, welche von Seiner Excellenz den Auftrag er=
» halten haben, die Beschreibung der Verfahrungsart zu
» untersuchen, welche H. Appert zur Erhaltung der Nah-
» rungs=Substanzen anwendet, haben sich überzeugt, daß
» die in derselben enthaltenen Angaben, sowohl über die
» Art zu operiren, als über die daraus entstehenden Re=
» sultate, richtig und mit den Experimenten übereinstim=
» mend sind, die H. Appert auf Befehl Seiner Excellenz
» in ihrer Gegenwart vorgenommen hat. «

Paris, den 19. April 1810.

Bardel,
Gay=Lussac,
Scipion=Perier,
Molard.

Abschrift eines Briefes,

den der Gesundheits-Rath, im Monath Brumaire des
Jahrs XII. an den General Caffarelli, Präfect
des Seewesens in Brest, geschrieben hat.

» Die Nahrungs-Artikel, welche nach der Verfahrungs-
» art des Bürger Appert zubereitet, und vom Minister
» des Seewesens in den hiesigen Hafen sind übersendet
» worden, sind, nach einem Aufenthalt von drey Mona-
» then auf der Rhede, in folgendem Zustande befunden
» worden:

 » Die Fleischbrühe in Bouteillen war gut; die Fleisch-
» brühe, welche sich mit dem Rindfleisch in einem beson-
» deren Gefäße befand, war ebenfalls gut, aber schwach;
» das Rindfleisch selbst sehr genießbar.

 » Die grünen Fisolen und Erbsen, welche beyde so-
» wohl mit Fleischbrühe als mit Wasser zubereitet waren,
» hatten gänzlich die Frische und den angenehmen Geschmack
» von Gemüsen, die so eben gepflückt worden sind. «

Dubreuil, Billard, Duret,
Pichon und Thaumer.

Dem Original gleichlautend,

der Secretär des Gesundheits-Rathes,
J. Miriel.

Die Gesellschaft

zur Aufmunterung der National = Industrie.

Paris, den 7. April 1809.

Der Secretär der Gesellschaft zur Aufmunterung der National=Industrie, an Hrn. Appert.

Mein Herr!

Ich habe das Vergnügen, Ihnen eine Abschrift von dem Berichte zu schicken, den die H.H. Guyton=Morveau, Parmentier und Bouriat, über Ihre eingemachten vegetabilischen und animalischen Substanzen der Aufmunterungs=Gesellschaft abgestattet haben. Dem Urtheile, welches die Commission über Ihre Entdeckung gefällt hat, ist nichts weiters beyzusetzen; indessen gesteht die Commission, daß sie nicht in der Lage war, hinreichend strenge und lange genug fortgesetzte Experimente anzustellen, um entscheiden zu können, bis auf welchen Grad die von Ihnen zubereiteten Substanzen der Erhaltung fähig sind; allein schon dasjenige, was sie selbst gesehen hat, war hinreichend, um ihrer Meinung den Ausschlag zu geben, welche durch die häufigen und entscheidenden Zeugnisse zu Ihren Gunsten, schon vorläufig günstig gestimmt war.

Die Aufmunterungs=Gesellschaft glaubt dem Vaterlande und der Menschheit einen Dienst zu leisten, wenn sie eine so allgemein nützliche Erfindung mit den verdienten Lobsprüchen bekannt macht. Ihre Wünsche werden erfüllt seyn, wenn ihr Beyfall das Publikum vermögen kann, von Ihrer Erfindung Gebrauch zu machen, und wenn sie auf solche Art etwas beyträgt, um Ihnen die billige Belohnung für Ihre Bemühungen zu verschaffen.

Nehmen Sie, mein Herr! die Versicherung der vollkommensten Hochachtung, mit der ich die Ehre habe Sie zu begrüßen.

Math. Montmorency.
Secretär-Adj.

Auszug aus dem Protokoll

der Sitzung des Verwaltungs=Raths, vom Mittwoch,
den 15. März 1809.

———————

Bericht, den H. Bouriat, im Nahmen einer besonderen Commission, über die von H. Appert
erhaltenen vegetabilischen und animalischen
Substanzen erhalten hat.

Der Verwaltungs-Rath hat einer, aus den H. H. Guyton-Morveau, Parmentier und mir bestehenden Commission die Untersuchung der vegetabilischen und animalischen Substanzen aufgetragen, welche ihm H. Appert
überreicht hat, und welche nach dessen Verfahrungsart
schon über acht Monathe lang erhalten waren.

Diese Substanzen sind:

1. Rindfleisch sammt Brühe;
2. Kraftbrühe (Consommé);
3. Milch;
4. Molken;
5. grüne Erbsen;
6. grüne Fisolen;
7. Kirschen;
8. Aprikosen;
9. Saft von Stachelbeeren.
10. Saft von Himbeeren.

Jeder dieser Gegenstände war in einem gläsernen,
hermetisch geschlossenen, mit Eisendraht verbundenen und

verpichten Geschirre. Wir richteten unsere Aufmerksamkeit
zuerst auf den Fleischtopf, und fanden in demselben eine
ziemlich feste Gallerte, welche ein Stück Rindfleisch und
zwey Stücke Geflügel umgab. Indem wir dieses alles mit
Vorsicht bis zu dem gehörigen Grade erwärmten, erhielten
wir eine gute Suppe, auch war das Fleisch, welches wir
davon getrennt haben, sehr zart und von ziemlich angenehmen Geschmack.

Die Kraftbrühe hat uns vortrefflich geschienen; und
obschon sie seit beynahe funfzehn Monathen zubereitet gewesen, war sie doch gerade so, wie wenn sie am nähmlichen Tage wäre gemacht worden.

Die Milch hatte eine gelbliche Farbe, ungefähr wie
die Farbe des Colostrum, auch war sie dichter als gewöhnliche Milch, aber noch schmackhafter und zuckersüßer
als diese letztere, ein Vortheil, den sie durch den Grad
ihrer Verdickung erhalten hat. Man darf behaupten, daß
eine solche Milch, obwohl sie seit neun Monathen zubereitet war, den größten Theil der Sahne (crêmes) ersetzen
kann, so wie man sie in Paris verkauft. Das Außerordent-
lichste aber hierbey ist, daß diese nähmliche Milch, die in
einer kleinen Bouteille war, welche schon vor einem Monath ist geöffnet worden, um etwas davon heraus zu nehmen, worauf die Bouteille wieder ziemlich nachlässig zugestöpselt wurde, sich beynahe unverändert erhalten hat. Sie
schien anfangs sich etwas verdicken zu wollen; aber ein
kleines Schütteln der Bouteille reichte hin, um ihr die
gewöhnliche Flüssigkeit wieder zu geben. Ich bringe sie hier
in der nähmlichen Bouteille, damit man sich von einer
Sache überzeuge, die ich schwerlich würde geglaubt haben,
wenn man sie mir gesagt hätte, ehe ich selbst die Erfahrung davon gemacht habe.

Hierauf unterfuchten wir die Molken, und diefe zeig-
ten uns faft eben fo überrafchende Erfcheinungen: fie waren eben fo durchfichtig, wie frifch zubereitete Molken;
an Farbe waren fie etwas dunkler, auch waren fie etwas
dichter, und hatten mehr Schmackhaftigkeit. Auch verdar-
ben fie viel weniger fchnell, da man fie nach vierzehn Tagen
der Luft ausfetzte; denn eine, vor anderthalb Monathen
geöffnete, öfters gefchüttelte, und ziemlich fchlecht zugeftöp-
felte Bouteille, verlor erft nach vierzehn Tagen ihre Durch-
fichtigkeit. Die Oberfläche diefer Molken bekam erft nach
mehr als einem Monath eine ziemlich dichte Schimmelhaut,
und wenn man diefe behuthfam wegnahm, fo hatten die
Molken auch dann noch ihren eigentlichen Gefchmack.

Die mit der vom Hrn. Appert empfohlenen Aufmerk-
famkeit gekochten grünen Erbfen und Fifolen, gaben zwey
fehr gute Gerüchte, welche die Entfernung der Jahrszeit,
in welcher man diefe Producte gewöhnlich verfpeist, nur
defto angenehmer und fchmackhafter zu machen fcheint.

Die Kirfchen, welche ganz geblieben, und die Aprikо-
fen, welche in vier Stücke gefchnitten waren, hatten einen
guten Theil der Schmackhaftigkeit beybehalten, den fie in
dem Augenblicke hatten, wo fie gepflückt wurden. Indeffen
muß Hr. Appert diefe Früchte etwas vor ihrer vollkommenen Reife abnehmen, damit fie fich in den gläfernen Gefchirren, worin er fie aufbewahrt, nicht zu fehr entftellen.

Der Saft der Stachelbeeren und der Himbeeren
fchien uns beynahe alle feine Eigenfchaften zu haben; es
fand fich das Würzhafte der Himbeere vollkommen erhalten, fo wie auch die fchwache aromatifche Säure der Stachelbeere; nur ihre Farbe hatte von ihrer Frifche verloren.

Dieß waren die Refultate, welche fich an den oben
erwähnten Subftanzen ergeben haben, die nach Ausfage

des Hrn. Appert, alle vor mehr als acht Monathen, ja einige davon, besonders die Molken, schon vor einem Jahre und funfzehn Monathen waren zubereitet worden. In Betreff des Zeitpuncts der Zubereitung mußten wir dem Hrn. Appert auf sein Wort glauben, denn bey der Gesellschaft waren diese Gegenstände erst seit zwey Monathen aufbewahrt; allein selbst dieser Zeitraum war hinreichend, um uns einen vortheilhaften Begriff von seiner Verfahrungsart zu geben. Wir trauen den Versicherungen des Hrn. Appert um so mehr, weil sich glaubwürdige Personen selbst überzeugt haben, daß er ähnliche Substanzen über ein Jahr lang erhalten kann. Dieser Künstler hat dem Verwaltungsrath die oben erwähnten Gegenstände nur als Probestück vorgelegt, er bereitet jedoch viel mehrere Gattungen. Die Verfahrungsart, deren er sich bedient, hat er nicht mitgetheilt.

Anmerkungen.

Die Kunst, die vegetabilischen und animalischen Substanzen in dem best-möglichsten Zustande, das heißt, in jenem Zustande zu erhalten, der demjenigen am nächsten kommt, worin sie uns die Natur darbiethet, hat schon seit lange die Chemie, die Apothekerkunst und die Arzeneykunde beschäftigt. Um diesen Zweck zu erreichen, hat man mancherley Mittel versucht, wie z. B. die Austrocknung, die sauren, alcoholischen, öhligen Vehikel, die zuckerartigen, die salzigen Substanzen c.; allein man muß gestehen, daß diese Mittel mehreren Körpern einen Theil ihrer Eigenschaften benehmen, oder sie so sehr verändern, daß man ihre eigenthümliche Würzhaftigkeit und ihren Geschmack nicht mehr an ihnen wahrnimmt. In dieser Hinsicht scheint uns die Verfahrungsart des Hrn. Appert vorzuziehen, wenn er, ohne seine Zuflucht zur Austrocknung zu nehmen,

der Substanz die er erhalten will, keinen fremden Körper
beymischt. Allem Anschein nach ist sein Mittel um so vortheilhafter, weil die Substanzen, auf welche es zu wirken
hat, ohne merkbar verändert zu werden, eine ziemliche
Hitze vertragen können.

Mehrere Männer von anerkanntem Verdienst haben in
verschiedenen Seehäfen von den dortigen Präfecten den
Auftrag erhalten, die Zubereitungen des Hrn. Appert zu
untersuchen. Es wird hinreichend seyn, die Auszüge aus
den von jenen Männern gemachten Berichten zu lesen, um
sich von der Bewährtheit der Verfahrungsart des Erfin-
ders zu überzeugen.

Zu Brest, z. B. drückt sich die vom Präfect des Seewesens ernannte Commission folgender Maßen aus:

Vom 14. April 1807.

» Nach dem was vorher gesagt worden, ist es erwie-
» sen, daß alle Nahrungs-Substanzen, achtzehn an der
» Zahl, welche am 2. December 1806 auf das Schiff ge-
» bracht, und am 13. April 1807 wieder ausgeschifft, und
» von einer eigends hierzu ernannten Commission, unter
» dem Vorsitz eines bey den Spitälern angestellten Marine-
» Commissärs untersucht worden sind, während dem sie
» am Bord des Schiffs waren, ganz und gar nicht ver-
» dorben sind, und daß man sie wieder in dem nähmlichen
» Zustande gefunden hat, in welchem sie bey ihrer ersten
» Untersuchung, zu Anfang des verflossenen Monaths De-
» cember waren.

   » Man kann noch hinzu fügen, daß die Verfahrungs-
» art des Hrn. Appert zur Erhaltung der untersuchten
» Gegenstände so vollkommen gelungen ist, wie er es ver-

J

» sprochen hatte; daß mit einigen Verbesserungen, die er
» für sehr leicht ansieht, und mit Verminderung der Ge=
» schirre, die auf den Schiffen Seiner Majestät und ande-
» ren Fahrzeugen nöthigen Fleischvorräthe, große Vortheile
» gewähren würden. «

Die in Bordeaux vom Departements=Präfecten er=
nannte Commission sagt ausdrücklich:

» Der Bericht, den wir Ihnen, Herr Präfect, über
» die verschiedenen vom Hrn. Appert zubereiteten Gegen=
» stände gemacht haben, wird Ihnen zeigen, daß sie sich in
» einem Zustande von vollkommener Erhaltung befanden;
» daß die dabey gebrauchten Mittel in keiner Beymischung
» von fremden Substanzen bestehen; daß diese Mittel sich
» auf eine besondere Verfahrungsart gründen, die Hr. Ap-
» pert erfunden oder verbessert hat, und welche weder den
» Geschmack noch den Geruch der nach derselben behandel=
» ten Gegenstände entstellen. «

Der H. Contre=Admiral Allemand hat dem Hrn. Ap=
pert einen Brief geschrieben, folgenden Inhalts:

» Ich habe Ihren Brief den unter meinem Befehl ste=
» henden Schiffcapitains mitgetheilt, und habe denselben
» vorgestern alle jene Vegetabilien zu kosten gegeben, wel-
» che ich vor vierzehn Monathen von Ihnen gekauft habe.
» Da eben jetzt die Jahrszeit der grünen Erbsen und Boh=
» nen beginnt, so hielten sie dieselben für frisch gepflückte,
» so gut hatten sie sich erhalten. Sie wollen einen großen
» Vorrath von Ihnen kaufen, auch von der Fleischbrühe,
» Fleisch in Bouteillen und Früchte. Auch ich werde vieles

» für mich nehmen, wenn die bevorstehende Jahrszeit vor-
» über ist.

» Ich bin so sehr überzeugt, daß es unendlich vor-
» theilhaft seyn würde, solche Erfrischungen für die Kran-
» ken auf die Schiffe zu nehmen, daß wenn S. E. der
» Marine-Minister mir die Ehre anthun würde, meine
» Meinung darüber einzuholen, ich es ohne Anstand
» einrathen würde, sowohl zum Besten des Gouvernement
» und der Kranken, als auch zu dem Ihrigen; ich würde
» es sogar unverzüglich fordern.

» Empfangen Sie die Versicherung meiner Hochach-
» tung. Am Bord des kaiserlichen Schiffes le Majestueur,
» auf der Rhede vor der Insel Aix, den 7. May 1807.

Allemand.

Abschrift des Schreibens des H. Vice-Admiral Mar-
tin, Präfect des Seewesens, an Hrn. Appert
zu Brest.

» Ihren Brief vom 27. April habe ich erhalten. Ihrem
» Verlangen gemäß habe ich das Protokoll über die Unter-
» suchung der verschiedenen, nach Ihrer Verfahrungsart
» zubereiteten Eßwaaren an S. E. den Minister des See-
» wesens und der Colonien eingeschickt.

» Ich werde keine Gelegenheit versäumen, eine Ent-
» deckung bekannt zu machen, welche mir in gleichem Gra-
» de für den Staat und die Seeleute nützlich geschienen
» hat. Ich habe die Ehre Sie zu begrüßen. Der Vice-
» Admiral, Seewesens-Präfect.

Martin."

Rochefort, den 22. May 1807.

Man ersieht aus diesen Berichten, welche beynahe gleichlautend sind, obschon sie in sehr von einander entfernten Städten, zu verschiedenen Zeiten, und von verschiedenen Personen gemacht wurden, daß die Verfahrungsart des Hrn. Appert eben so sicher als nützlich ist: sie verschafft ein Mittel, das ganze Jahr hindurch, und im ganzen Reiche, bequem jene Producte zu genießen, die nur in einem Theile desselben wachsen, ohne befürchten zu müssen, daß sie durch den Transport oder die Entfernung der ihnen eigenthümlichen Jahrszeit verdorben werden. Schon in dieser einzigen Hinsicht scheint der Vortheil davon wichtig zu seyn. Darum ist er auch jenen Dichtern und liebenswürdigen Schriftstellern nicht entgangen, welche zum Scherz die Fortschritte besingen, womit die Kochkunst bereichert wird. Hr. Appert hat schon zu wiederhohlten Mahlen die schmeichelhaftesten und verdientesten Lobsprüche von ihnen erhalten.

Eben so nutzbar ist die Verfahrungsart dieses Künstlers zur Ersparung des Zuckers bey den Früchten, weil sie ohne Beyhülfe desselben ihre Säfte bis zum Augenblick des Verbrauchs erhält. Beym Genuß solcher Früchte braucht man nur ein Bischen Zucker zu nehmen, um sie angenehmer zu machen, da man hingegen doppelt so viel brauchen würde, wenn man sie mit Beyhülfe des Zuckers erhalten wollte. Hierzu kommt noch, daß sich der Geschmack und die Würzhaftigkeit dieser Substanzen durch die Mittel des Hrn. Appert besser erhalten, als durch das gewöhnliche Einmachen mit Zucker. Dieß sind also zwey neue Vortheile, wovon der eine besonders groß ist, wenn man den ungeheuern Verbrauch des Zuckers in Betrachtung zieht, welcher alljährlich zum Einmachen der Säfte und Früchte nöthig ist. Die Anstalt des Hrn. Appert ist vielleicht von den reichen Capitalisten nicht genug in Erwägung gezogen worden, welche ihr sehr schnell jenen Grad von wünschenswerther Ausdehnung hätten geben können, den sie nur langsam erlangen kann, wenn ihn der Künstler bloß durch seine eigenen Hülfsquellen erzielen soll.

Das Gelingen seiner bisherigen Versuche vermehrt seinen Eifer, und öffnet ihm bereits weitumfassendere Aussichten; er verspricht, die angenehmen Producte unseres vaterländischen Bodens unverdorben bis jenseits der Linie zu versenden. Er will auf diese Art die Genüsse des Indianers, des Mexikaners, des Afrikaners und des Lappländers vervielfältigen, und dafür aus den entferntesten Ländern eine Menge von Substanzen nach Frankreich einführen, die wir in ihrem natürlichen Zustande zu haben wünschten.

Die auf einigen Schiffen gemachten Versuche beweisen schon jetzt, daß sich die kranke Schiffsmannschaft bey den Zubereitungen des Hrn. Appert sehr wohl befinden wird, indem diese ihr die Aussicht öffnen, im Falle der Noth sich leicht frisches Fleisch und gute Fleischbrühe, Milch, säuerliche Früchte und sogar antiscorbutische Säfte zu verschaffen; denn Hr. Appert versichert, auch diese letzteren erhalten zu können.

Was die Einschiffung des für eine ganze Schiffsmannschaft zu einer langen Reise nöthigen Fleisches betrifft: hierüber scheint sich eine kleine Schwierigkeit zu erheben, und zwar wegen der Menge von Bouteillen, welche dazu erforderlich wären; allein Hr. Appert wird ohne Zweifel noch Mittel ausfindig machen, diese Schwierigkeit aus dem Wege zu räumen, indem er Geschirre von mehr Dauerhaftigkeit und einem größeren Inhalt zu diesem Zweck wählen wird.

Unsere Meinung über die vom Hrn. Appert erhaltenen, und unsrer Untersuchung übergebenen Substanzen, ist also: daß sie sich alle in guter Beschaffenheit erhalten haben; daß man sie ohne irgend eine Art von Nachtheil gebrauchen kann, und daß die Gesellschaft dem Erfinder eine Belobung dafür schuldig ist, daß er die Kunst, vegetabilische und animalische Substanzen zu erhalten, auf einen so hohen Grad gebracht habe. Wir lassen hier mit Vergnügen seinem Eifer und seiner Uneigennützigkeit bey dieser Sache volle Gerechtigkeit widerfahren.

Wenn einst die Handelsverhältnisse wieder günstiger seyn werden, wird das Talent und die Beharrlichkeit des Hrn. Appert allein hinreichend seyn, einen Handelszweig zu gründen, der für ihn und sein Vaterland gleich vortheilhaft seyn wird; unterdessen können seine Landsleute seine Bemühungen am besten belohnen, wenn sie einen häufigen Gebrauch von den Producten seiner Manufactur machen.

Hr. Appert wünscht in ferneren Verhältnissen mit der Gesellschaft zu bleiben, um ihr Nachrichten von dem Resultat der neuen Versuche zu geben, die er nach der Aufforderung ihrer Commissarien unternehmen wird.

Der Verwaltungs-Rath, welcher vollkommen der Meinung der Commission beytritt, genehmigt den gegenwärtigen Bericht, und die daraus gezogenen Schlußfolgen, und befiehlt, daß er dem Bulletin der Gesellschaft einverleibt werde.

Unterzeichnet im Original:

Guyton-Morveau, Parmentier und Bouriat.

Dem Original gleichlautend:

Math. Montmorency,
Secr. Adj.

Erklärung der Kupfertafel.

Da das vollkommene gute Verstöpfeln der Geschirre zur Erhaltung der Nahrungs-Substanzen von größter Wichtigkeit ist, so habe ich zur Erreichung dieser Absicht mir einige eigene Werkzeuge verfertigen lassen; man würde dieselben zwar noch verbessern können, indessen haben sie auch so meinem Zweck hinreichend entsprochen; deßwegen glaube ich eine Erklärung davon geben zu müssen.

Fig. 1. Ein Haspel mit zwey eisernen Flügeln, welcher dazu dient, um den Draht aufzuwinden, den man hernach in der Mitte des Haspels durchschneidet, um zwey gedoppelte Längen zu haben, womit die Stöpsel auf den Bouteillen befestiget werden.

Fig. 2. Eine kleine Drehmaschine, um den auf der vorherstehenden Maschine zusammen gebogenen Draht bis auf ein Drittel seiner Länge zu drehen.

Fig. 3. Ein eiserner Schraubstock, um damit die Stöpsel an ihrem dünneren Ende bis auf drey Viertheile ihrer Länge zu pressen und zu käuen.

Fig. 4. Ein mit Stroh gefüllter Stuhl ohne Lehne mit einem kleinen hölzernen Ansatz, auf welchem man die Bouteillen stellt, um die Stöpsel bequemer einzurichten und zu verbinden. Der nähmliche Stuhl kann auch dienen, um sich neben den Bouteillenhälter zu setzen, wann man sie zustöpselt.

Fig. 5. Ein hölzerner Block, von mir genannt Bouteillenhälter, dessen Oberfläche etwas ausgehöhlt ist, und worauf man die Bouteillen stellt, wenn man sie stöpseln will. Zu diesem

Block gehört ein starker hölzerner Bläuel, um die
Stöpsel mit Gewalt in die Bouteille zu treiben.

Fig. 6. Eine Zwickzange zum in einander drehen der
beyden Enden des den Stöpsel fest haltenden
Eisendrahts.

Fig. 7. Eine Schere zum Abschneiden des über die
Stöpsel ragenden Eisendrahts.

Fig. 8. Dunstanstalt.

    A. Kessel auf einem gemauerten Kochofen in
       dem das zur Dunstbereitung bestimmte
       Wasser gekocht wird.

    B. Herd. C. Aschenhälter. D. Hahn zum Her-
       auslassen des Wassers aus dem Dunstkessel.

    E. Aufsatz des Dunstkessels. F. Sicherheits-
       klappe zum Dunstabzug, wenn das Feuer
       zu stark wird.

    G. Trichter zum Füllen des Dunstkessels.

    H. Erster Leiter. I. Horizontaler Leiter.

    KKK. Dunströhren. LLL. Hähne zum Lei-
       ten des kochenden Wasserdunstes in die
       Kübel NNN.

    MMM. Luftlöcher zum Abzug der Luft und
       Beförderung des Dunststeigens in den
       Kübel NNN.

    NNN. Kübel worin alle Substanzen die auf-
       bewahrt werden sollen gethan werden, um
       ihnen die nöthige Hitze durch das von sie-
       dendem Wasserdunst vereinte Kochbad oder
       durch den Dunst allein beyzubringen.

    OOO. Hähne um das Wasser aus den Kü-
       beln zu lassen.

Der Maßstab ist nach dem französischen Décimè-
tre angegeben, welcher 44½ Linien, oder ungefähr einen halben Fuß ausmacht.

———

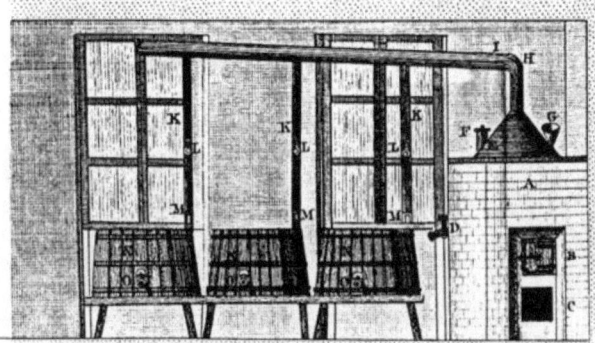

Fig. 8

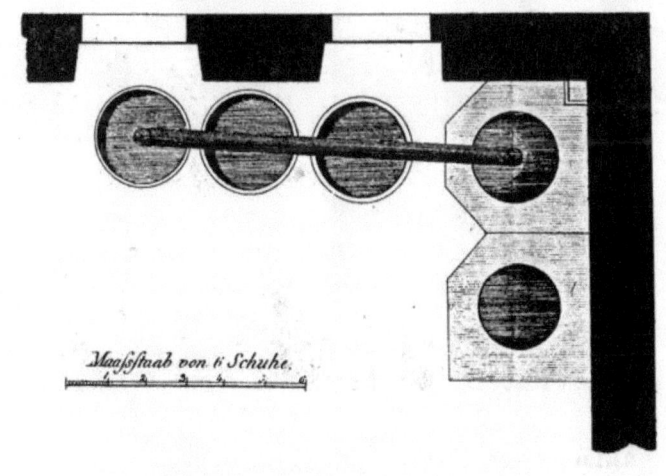

Maaßstaab von 6 Schuhe.

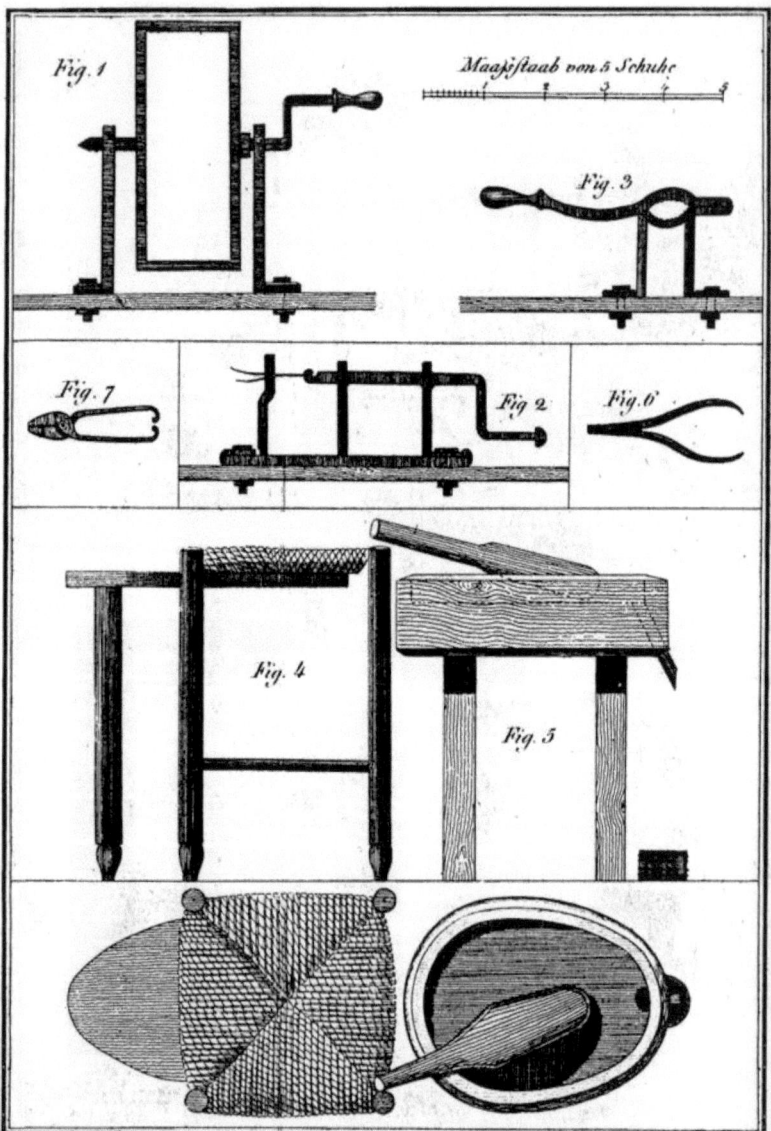

Fig. 1

Maaßstaab von 5 Schuhe

Fig. 3

Fig. 7

Fig 2

Fig. 6

Fig. 4

Fig. 5

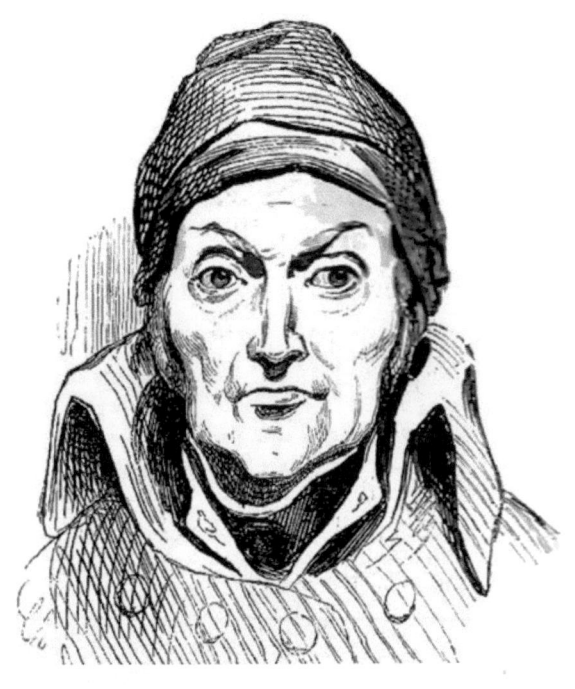

Nicolas Appert (1749 - 1841), französischer Konditor und Erfinder der Konservierung und Haltbarmachung von Lebensmitteln, verfasste seine Entdeckungen und Erfahrungen im „Le livre de tous les menages ou l'art de conserver pendant plusieurs anne'es toutes les substances animales et vegetales", erschienen im Verlag Chez Barrois l'ain, Paris, 1813.

Eine Übersetzung dieses Werkes ins Deutsche von 1822 war die Vorlage für diesen Reprint.

Wien, gedruckt bey J. E. Akkermann.